战疫
让世界更了解中国

刘元春 主编

U0209158

IPG | China Foreign Languages
Publishing Administration
中国外文出版发行事业局

外文出版社
FOREIGN LANGUAGES PRESS

战疫，中国在行动

　　如果说在历史的长周期中，我们原来讨论的百年未有之大变局还在逐步发酵，不能为所有人感知的话，2020 年突如其来的新冠肺炎疫情无疑为这一进程按下了快进键。疫情引发全球政治经济格局的剧烈变动，从感染人数的不断攀升到全球范围的焦虑和恐慌，反映在金融市场上是美国股市触发的四次熔断和纽约原油期货价格跌入负值，全球几乎陷入瘫痪。人们在感叹新冠肺炎是一场人类噩梦的同时，也不断用"前所未有""历史未见"来描述接踵而来的一桩桩事件。这些事件的相互交织大大加剧了百年未有之大变局的复杂程度，在冲击人们视听和感官的同时，也迫使人们深刻反思原有的世界范式和传统认知，寻求未来更合乎人类发展的方案。

　　病毒无国界，在疫情面前人类没有旁观者，但人类的反思和应对却能导致完全不同的发展前景。在这次疫情的应对中，中国与各国守望相助，其应对方式践行了人类命运共同体的理念，通过推动国际社会的团结合作，凝聚起全世界共同抗疫的力量，努力唤醒人类的"共同体"意识。作为初期抗击疫情的主战场，中国做出重大牺牲，并取得了阶段性胜利，为世界奋力构筑起抗疫的第一道防线。在国内疫情暂时得到控制后，中国又倾尽所能驰援世界，无私分享中国方案。世界上大多数国家以及国际组织都对中国的抗疫斗争，以及中国在抗疫国际合作中展现出来的团结和国际人道主义精神给予了高度肯定和赞赏。

团结合作是战胜疫情的唯一途径。在病毒这一全人类共同的敌人面前，"共同体"意识已深入人心。国际社会在反思全球治理体系和探讨未来世界走向时，中国倡导的这一新的全球价值观及中国的模式已成为世界未来发展方案中无法绕开的一环。

思想文化的交汇与碰撞总是与新旧体制的交替相伴而生。智库作为思想的生产者，在这一特殊时期承担着更重要的历史使命。面对复杂的国际环境、思想的交锋，智库对外如何阐述我们的理念，讲好中国故事，尤其是讲好世界人民感同身受的抗疫故事，如何用外国人容易接受并听得懂的方式把我们的理念表达清楚，是当下甚至未来几年最重要的任务之一。

在中国话语权的构建上，中国人民大学重阳金融研究院（人大重阳）一直走在最前列。近年来，人大重阳积极发声，主动设置国际议题，塑造中国在国际舞台的话语权。疫情发生后，全球多家知名智库发起了为世界抗击疫情加油的"Think Tanks React"活动。人大重阳执行院长王文在活动视频中向全球发出号召："在黑暗的时刻，我们智库、我们学者永远让世界发光。"活动视频在国外社交媒体上广泛传播。

在疫情不断蔓延、全球形势不断恶化的情势下，人大重阳于4月初协调发起百位中国学者《致美国社会的一封公开信》。公开信在国际知名期刊《外交学人》（*The Diplomat*）上刊发，从人类命运共同体的角度呼吁全球团结合作，反对将新冠疫情政治化、污名化。公开信刊发之后，在国际上引起巨大反响。11国政要名流以多种方式公开表示支持。中国外交部发言人华春莹、中国驻美大使馆、CGTN、环球时报总编辑胡锡进等诸多有国际影响力的"推特"账户均转发力推。仅仅一天后，由美国亚洲协会牵头，近百位美国前政府高官、专家学者也签署联名信，肯定中国抗疫的巨大成效，呼吁特朗普政府与中国开展合作，共同抗击新冠疫情。几天后，全球70多个国家的165名前政要与著名学者又联合签署"致二十国集团成员倡议书"，呼吁全球团结起来抗击疫情。

疫情发生后，包括斯洛文尼亚前总统达尼洛·图尔克，波黑前总理兹拉特科·拉古姆季亚，原俄罗斯联邦总统经济顾问、欧亚经济委员会一体化和宏观经济部部长谢尔盖·格拉济耶夫，美国《全球策略信息》杂志社华盛顿分社社长威廉·琼斯，英国伦敦经济与商业政策署前署长罗思义等在内的多国前政要和知名专家也纷纷发表自己的观点。他们对中国在抗疫中所展现出的力量表示敬佩的同时，对中国提出的人类命运共同体理念和中国的国家治理能力等也进行了建设性的分析和探讨。

本书以外国人如何看待中国抗击疫情的斗争为切入点和主要内容，汇编了数位国外前政要和专家近两年对人类命运共同体理念、中国治理能力、中国道路等方面的解读和分析。在疫情发生后，外国专家通过中国抗击疫情的行动对中国体制优势进行了观察，并对中国在战疫中所展现出的力量与担当表示赞赏。国际专家普遍认为，中国的抗疫行动果断有力，有效遏制了疫情的蔓延，同时中国以出色的组织和应急能力再一次为世界树立了榜样，应该为世界所借鉴。同时外国专家也表示，对中国经济恢复活力充满信心。他们还阐述了对人类命运共同体的认识，认为中国在抗疫中所展现出的力量和担当是以实际行动践行人类命运共同体理念，国际社会只有携手合作，才能战胜病毒这一全人类的敌人。

这些文字大部分已经通过多家中国主流媒体如《人民日报》《中国日报》、央视、中国网等以中、英文的方式在国内外传播，引发国际社会的广泛关注和持续热议。

面对疫情，国际社会最需要的是坚定信心、齐心协力、团结应对。正如《人类简史》的作者尤瓦尔·赫拉利所说，人类现在需要做出选择：是走全球团结的道路，还是继续各据一方？在世界最危急的时刻，我们希望通过各国专家的视角，让更多的人了解一个真正的中国，让更多人看到在人类命运共同体理念指导下中国所迸发出的蓬勃力量，人类将在团结合作中携手踏上新征程。

目　录

第一章

中国抗疫行动
塑造世界对中国认知

世界人民与中国人民站在一起
［斯洛文尼亚］达尼洛·图尔克

毫不迟疑支持中国抗疫
［俄罗斯］谢尔盖·格拉济耶夫

致中国朋友们的一封信
［波黑］兹拉特科·拉古姆季亚

中国抗击新冠肺炎疫情的努力值得国际赞扬
［德国］黑尔佳·策普-拉鲁什

中国抗疫举措果断有力，值得世界借鉴
［苏丹］伊萨姆丁·凯德尔·艾哈迈德

多难兴邦，中国加油！
［美国］威廉·琼斯

坚韧不拔的中国人民，必将赢得抗疫最终胜利
［以色列］姚纳森

世界人民与中国人民站在一起

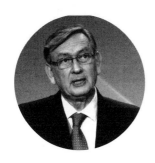

[斯洛文尼亚]

达尼洛·图尔克

Danilo Türk

———

世界领袖联盟—马德里俱乐部现任主席

斯洛文尼亚前总统

中国人民大学重阳金融研究院外籍高级研究员

国际社会对新冠肺炎疫情出现了几种不同反应。一方面，世界卫生组织采取了认真负责的应对行动和保护措施，各国加强了对新病毒的合作研究，不少国家的人民自发援助中国。但另一方面，也出现了恐慌和政治化反应。

对于随疫情一同蔓延的政治化氛围，全球政治家们需要认真思考、负责对待。防止疾病传播自然是重中之重，但在提出疫情防控措施和向公众介绍疫情状况时，必须避免过度恐慌以及把疫情政治化。

在互联网全球化时代，人们很容易陷入夸张和恐慌的陷阱当中。因此，最重要的是我们必须认识到，传染病是业已存在的，我们必须通过恰当的全球性合作加以应对。

种种历史经验表明，我们对肆虐全球的流行病并不陌生，全球合作体系早就应该进行改革。1919 年，欧洲的大流感造成了数千万人死亡。20 世纪 70 年代末，艾滋病在美国出现，且数十年来一直是全球性威胁。21 世纪，国际社会防控 SARS 和禽流感的经验都在提醒我们，必须以全球性的视野来解决这些问题。我们需要建立起一个更强有力的全球性防护机制。

快速城市化和全球气候变化，让病毒从动物传播给人类比以前更加容易。空中交通的发展，也使得拥有潜伏期的传染病病毒得以加速蔓延，从而令疫情防控雪上加霜。与世界上大多数国家相比，由于经济和社会的高速发展，中国或许面临更多压力。

在这种情况下，中国对新冠肺炎疫情做出了果断而系统的反应。世界各研究中心之间的科学合作显著加强。中国各地以及泰国首批病患治愈出院的消息令人鼓舞。我们相信，国际社会将竭尽全力应对这一疾病，并最终成功将其遏制。

为此，国际社会有一些重要任务需要完成。首先也是最重要的，我们应积极声援中国人民，支持中国抗击疫情的一切努力。中国在这次疫情中所展现出的调动巨大人力、物力和财力的能力，是中国自信的重要来源。虽然在疫情暴发的早期阶段存在一些缺陷，但中国很快就通过激活其强大的卫生防疫系统进行纠正并弥补。国际社会完全有理由相信，中国会尽最大努力取得成功。毋庸置疑的是，世界人民都将与中国人民站在一起。

其次，国际社会必须重新审视并积极改善预防传染病的全球性制度。虽然这早不是什么新任务，但至今所付出的努力都收效甚微。新冠肺炎疫情再一次提醒那些已为此争辩了20年的世界领导者们：进一步加强国际合作以防止传染病的全球蔓延，刻不容缓。

和平不仅仅是没有全球性的战争，还包括保护生命不受传染病的威胁。现在不是对全球化进行徒劳批评的时候。相反，如今正是强化多边合作的时机。只有加强多边合作，我们才能迎来一个更加和平、繁荣的世界。

毫不迟疑支持中国抗疫

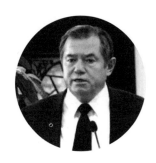

[俄罗斯]

谢尔盖·格拉济耶夫

Sergey Glazyev

欧亚经济委员会一体化和宏观经济部部长

俄罗斯科学院院士

原俄罗斯联邦总统经济顾问

新冠肺炎疫情正在困扰中国。抗击疫情过程中，中国政府在紧急形势下的组织工作以及整个社会在危机面前的凝聚力和纪律性，都给世界留下了深刻印象。

任何传染病都是全球公敌，它们威胁着整个人类的安全。我们看到其他一些国家也在采取紧急措施，这些措施大致分为两类：一是把本国同中国隔离开来，二是在疫情到达本土后采取措施加以抗击。但前者显然不是长远之策，就连世界卫生组织也不支持这种做法。

疫情当前，在防疫领域开展国际合作变得十分必要。这需要我们汇聚科技资源，组织开展重大攻关性国际研究。为此，或许需要组建一个能够推动和开展这方面研究的国际权威学术委员会。当下，这些研究工作当然是为应对这场新冠肺炎疫情；但从长远来看，也要针对人类文明可能面临的其他任何生物威胁。

中国在当今世界政治、经济、文化等各领域都扮演着重要角色，所以当疫情困扰中国时，也不可避免地给世界经济以及国际社会其他一些合作带来短期影响。但对俄罗斯方面来说，这场疫情不会对俄中合作产生太大影响。据我所知，目前俄罗斯相关医疗部门和企业都在处理来自中国的订单，提供各种防护设备。俄中也已围绕抗病毒疫苗的研发展开合作。另外，俄航飞往中国北京、上海、广州、香港等地的航班也在照常运行。顺便说一下，我本人不久前曾在武汉转机，在机场待了两个小时。武汉是疫情形势比较严峻的地区，但中国官方采取的紧急防疫措施，让乘客们的紧张情绪得到了一定缓解。

中国有句话叫"患难见真情"，俄罗斯坚决支持中国抗击疫情，我们两国的友谊会进一步增强。俄媒上出现了一些有关中国和俄中关系的偏颇报道，但那只是一小撮人的观点。

无论如何，俄中两国关系全面升级为新时代全面战略协作伙伴关系，两国长久的友谊和合作将我们紧密联结在一起。两国已在共同应对外部威胁的很多领域肩并肩、背靠背，做出国际示范。那么现在，在中国上下一心抗击新冠肺炎疫情的关键时刻，作为俄罗斯人，我们要毫不迟疑地说："这是我们要共同面对的问题。在抗击疫情过程中，中国人民一定会得到俄罗斯的帮助。"

致中国朋友们的一封信

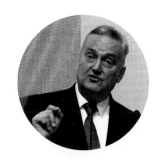

［波黑］

兹拉特科·拉古姆季亚

Zlatko Lagumdzija

波斯尼亚和黑塞哥维那前总理

亲爱的中国朋友们、同事们，

正在和构成致命威胁的新冠肺炎疫情斗争的人们：

首先，作为中国和中国人民的老朋友，我对于在这场疫情中丧生的人们表示最深切哀悼。我想对你们在如此艰难情况下所做的一切表达我最深切的敬意。

你们的勇气、耐心、勤奋和同情心，知识和智慧，不仅是拯救你们伟大国家的希望，也是拯救世界的希望。今天，在这场新冠肺炎疫情的肆虐下，你们是全球保卫人类的第一道防线。

你们不是在为个人的未来而战，我们也不是在为个人或国家的未来而战。

新型冠状病毒今天正影响着我们所有人。我们是否准备好了，愿意并且有能力共享未来，抑或是根本没有未来？

新型冠状病毒不关心我们的底线、准则和规则，也不在意我们的经济或政治争端。我们都面临着致命的威胁，这不是第一次，但如果我们不携手行动起来，新型冠状病毒有可能成为最终威胁我们的病毒之一。

与这样的病毒做斗争是我们共同面对的挑战，同样也是我们团结起来的机会。

全世界都清醒地认识到了疫情的严峻，我也在这种形势下看到了希望。

中国人民团结一心、共同应对这种可怕病毒的意愿，以及寻求解决、治愈和拯救生命的巨大愿望，都给予我希望，也让找对中国人民致以最崇高的敬意。

你们不仅要对抗未知的致命病毒，还要对抗无知、自私、偏见，甚至假新闻，它们的传播速度有时比流行病还快。

在这场战斗中，中国再一次以出色的组织能力和应急能力为世界树立了榜样。

中国再次以实际行动表明它正在变得更为强大，而且不论顺境逆境，从未停滞不前。

中国五千年的文化积淀、无私奉献和以智慧积累为基础的团结，以及 40 多年来在消除贫困和建设全球卓越知识中心方面所取得的史无前例的巨大进步，都使我对中国赢得这场战斗充满信心。

我相信，在不久的将来，中国与新型冠状病毒的斗争将成为共建人类命运共同体的又一基石。这将是中国几千年文化积淀和近年来在全球消除贫困以及经济和技术发展方面所取得重大成就的必然结果。

我相信，在习近平主席的领导下，中国有能力战胜这一流行病，克服人类共同面临的挑战。我相信，美好的未来就在前方，这是渴望尊严和共同繁荣所带来的决心。

我相信，我们可以从自私和短暂的黑暗中走出来，走向光明的未来，为我们共同的未来做出正确的选择。与你们同在。

最后，我要用一位伟大诗人的至理名言向你们致敬：

人间大小事，有其潮汐

把握涨潮，则万事无阻；

错过了，一生的航程

就困于浅滩与苦楚。

——威廉·莎士比亚《裘力斯·恺撒》

中国抗击新冠肺炎疫情的努力
值得国际赞扬

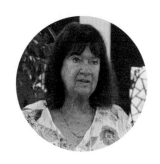

［德国］

黑尔佳·策普-拉鲁什

Helga Zepp-LaRouche

———

席勒研究所创始人兼主席
中国人民大学重阳金融研究院外籍高级研究员

德国《明镜》周刊（*Der Spiegel*）的名字是"镜子"的意思。2020 年第 6 期德国《明镜》周刊的封面图片是一个戴着防毒面具、护目镜、耳机和身穿红色帽衫的人，这恰恰影射了该周刊编辑种族主义的丑恶嘴脸，标题"新型冠状病毒，中国制造"实际上是"种族主义怪物 Spiegel（斯皮格尔）的丑陋面孔"。

针对这篇辱华报道，中国驻德国大使馆在其官网表明了立场。丹麦《日德兰邮报》也刊登了一幅辱华漫画——将冠状病毒置于中国国旗上，个别美国媒体还使用了恶劣的种族主义术语——"黄祸"。所有这些描述都反映了一个丑陋现实，即在"西方价值观"这层薄衣下根深蒂固的种族主义。

事实上，世界卫生组织总干事谭德塞（Dr. Tedros Adhanom Ghebreyesus）多次赞扬中国对疫情的出色处理，并指出中国已经制定了处理此类问题的新标准。中国政府在疫情暴发后的几天内就公布了新变种的全基因组图谱，这不仅让其他国家的科学家更容易开始研究可能的疫苗，也反映了中国在过去 15 至 20 年间在生物科学领域取得的重大突破。其他卫生官员表示，武汉地方政府的回应和信息的传递也是"最先进的"，自 2019 年 12 月 31 日以来，每日更新的信息中包含了大量令人印象深刻的新信息。

　　把任何一种病毒称为"中国病毒"都是愚蠢的，就像说一个人得了流感或生病是他的错一样愚蠢。病毒可能发生在世界任何地方，也可能发生在地球上的每一个人身上。从最近对冠状病毒暴发事件的反应中，我们能看出国际社会中谁有能力应对威胁全人类的危险，谁是井底之蛙，谁有先见之明。

　　如果欧洲和美国想在谈论"人权"和"西方价值观"时显得可信，那么他们应该与中国携手合作，共同抗击冠状病毒。新冠肺炎疫情以及每年有数十万人死于流感并发症的事实表明，当务之急是突破对生命过程的基本认识，以便克服目前威胁生命的疾病难症。欧美等国家还应在国际议程中着眼于面向未来的合作，如扩展至西亚和南亚以及非洲的"一带一路"倡议，参与太空丝绸之路国际合作。

　　可以肯定的是，我们应该反思一下戈特弗里德·莱布尼兹（Gottfried Leibniz）判断的现实性。他说："无论如何，从道德日益堕落的角度来看，在我们目前的状况下，中国传教士有必要被派到我们这里来，他们可以教我们自然神学的应用和实践。……因此，我相信，如果要推举一位智者来裁定哪个民族最杰出，而不是哪个女神更美丽，那么他会把金苹果交给中国人。"

中国抗疫举措果断有力，值得世界借鉴

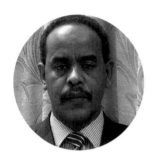

[苏丹]

伊萨姆丁·凯德尔·艾哈迈德

Isamoldien Khadir A. Elmansour

———

苏丹驻华大使馆公使

新冠肺炎疫情引发了国际上的广泛关注。面对疫情的变化和未知的挑战，大家也有越来越多的担忧。

作为苏丹驻华大使馆的外交官，我坚信中国会推出一系列计划，并将在短期内强力遏制新冠肺炎疫情的传播。世界见证了习近平主席在领导及统筹推进疫情防控和经济社会发展方面的努力，中国采取的一系列措施果断有力，有效遏制了疫情。中国人民在中国共产党的领导下，向世界证明了中国社会制度的优越性。中国特色社会主义制度的优越性在紧急时刻得到了充分体现，毫无疑问，这个成功的故事必将世代相传。

面对疫情，中国向世界证明了出色的应急和治理能力。对于那些研究中国历史的人来说，中国模式的成功并不令人惊讶。在过去，中国经历了很多困难，并战胜了挑战。可以充满信心地说，中国人民将继续发扬同样的精神，并将这份精神世代传承下去。

作为拥有 960 万平方公里国土面积和 14 亿人口的大国，中国不仅成功控制了疫情，而且在承担国际道义方面也体现了大国担当。这是一个了不起的成功故事。

可以肯定的是，中国有能力应对所有当前和未来的挑战，在中国历史上这一艰难篇章也终将使中国更为强大。危急时刻，中国政府坚持以人为本的理念，也成为世界其他国家效仿的榜样。

2013 年，中国提出"一带一路"倡议，目前已有 100 多个国家和地区积极参与。现在，全世界都期待着中国为建设更加美好的世界体系贡献力量。在这个体系中，每个国家都有机会赢得公平的合作模式。

世界上所有的自由国度，包括我国在内，都相信中国正为疫情之后的世界树立新标杆，中国价值观正在赢得胜利。

多难兴邦，中国加油！

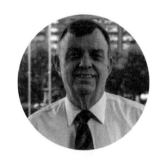

［美国］

威廉·琼斯

William Jones

———

美国《全球策略信息》杂志社华盛顿分社社长

中国人民大学重阳金融研究院外籍高级研究员

新冠肺炎疫情的暴发给世界带来了冲击。中国中央政府和武汉地方政府采取的紧急措施，对于遏制这种疾病在中国和世界其他地区的传播具有极其重要的意义。中国医务人员和公民为应对这个事件而做出的勇敢努力，考验了城市医疗基础设施的能力。这一定程度上的英雄主义，只有在战争中才能看到。

尽管目前尚不清楚该病毒传播的总体情况，但湖北省新增病例被大幅遏制的事实证明，当地采取的应对措施很成功，当地民众的巨大配合也有效阻止了病毒的进一步蔓延，并为最终战胜病毒创造了条件。

虽然有来自西方国家的声音将这种病毒的发生归咎于中国，并利用危机谋取廉价的政治利益，但美国和世界各地的大多数人们都对遭受这次巨大灾难的中国人民表示同情，并努力帮助中国渡过难关。这是因为，中国人民这种勇敢不屈的特质和中国政府在这次疫情中所表现出的投入所有资源去努力战胜病毒的决心，都将持续下去。

尽管短期内中国经济会有损失，但我坚信，随着时间的推移，中国在走向复兴的道路上会变得更加强大。尤其是在过去20年里，中国为世界做出了很多贡献。现在，中国虽受疫情所扰，但还持续影响着在"一带一路"倡议下已获益的非洲、东南亚和中亚地区。当中国从这一可怕的疫情中恢复过来，它将再次显示强大的力量。我们的心与湖北和武汉人民同在，与全体中国人民同在。

中国，加油！

坚韧不拔的中国人民，
必将赢得抗疫最终胜利

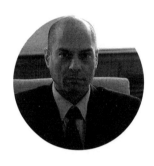

[以色列]

姚纳森

Jonathan Zadka

———

以色列驻华大使馆副大使兼公使

随着新冠肺炎疫情的暴发，2020 年以及之后的预期议程发生了巨大的变化。病毒在中国出现，也在世界其他地区以不同的方式出现、蔓延。

与过去类似事件不同，现代社会的联通性和相互依赖正在重塑现实，使得这次疫情对我们生活的诸多方面产生影响。病毒的传播模式和防治方法都受到了当前全球环境的制约。新冠肺炎疫情给中国人民造成了巨大的损失和牺牲，他们也付出了极大的努力，以遏制疫情在中国和世界各地蔓延。

这段时间我在中国生活，过去几周去了一些地方，让我对中国政府和人民在抗击新冠肺炎疫情方面所做的努力有了新的认识。

最近，不断有人问我过去几周中国的疫情动态和在北京的日常现状，我的回答通常是当前疫情的状况与春节假期刚结束时已截然不同。中国人民为遏制病毒传播和恢复正常生活做出了巨大的努力与牺牲，这对居住在中国和海外的人来说，都是显而易见的。

这些努力是如此不同寻常，因为许多中国人在面对来势汹汹的疫情时，无暇顾及自身，甚至忍着失去亲人的痛苦，依然战斗在抗疫一线。

这些牺牲不仅是为了拯救中国人民，也是为了遏制病毒在中国的传播，防止进一步向世界蔓延。这显示了中国政府和人民对世界安全与健康的承诺和责任。即使在最艰难的时刻，中国政府和人民的齐心抗疫行动就是中国力量和勇气的真实证明。来自中国的影像和故事都展示了中国人民的坚忍，以及他们为了赢得这场战役所做的贡献。

疫情初期，以色列政府和人民就对中国人民抗击疫情的集体努力和决心表示支持和赞赏。后来，当新型冠状病毒进入以色列海岸时，我们就可以借鉴中国迄今为止在抗疫过程中所积累的宝贵经验，最大限度地遏制疫情蔓延。

现在，我们都面临着同样的挑战。与新冠肺炎做斗争并取得最终胜利是我们共同的话题、思考和期盼。中国和以色列都是文明古国，在漫长的历史中都经历了很多。然而，正如过去的历史告诉我们的："如果你意志坚强，所有困难都会变得迎刃而解。"除此之外，别无选择。

疫情之下，许多事情仍不明朗，我们面临着巨大的不确定性与危险。这很可能是一段漫长的旅程，一旦开启便无法回到原点。

第二章

中国治理能力
获得肯定

中国抗击新型冠状病毒，为全世界负责
[吉尔吉斯斯坦] 卓奥玛尔特·奥托尔巴耶夫

疫情虽险，但对中国经济的韧性有足够信心
[波兰] 斯拉沃米尔·马伊曼

中国政府采取的果断行动有效遏制了疫情威胁
[英国] 罗思义

友谊和重振是对抗恐惧和敌意的最有效疫苗
[加拿大] 让-盖·卡里埃

中国用新兴技术智慧抗疫值得学习
[土耳其] 尤塞尔·萨巴兹

逆转"全球化"只会把自己推回黑暗时代
[美国] 威廉·琼斯

中国抗击新型冠状病毒，为全世界负责

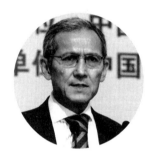

[吉尔吉斯斯坦]

卓奥玛尔特·奥托尔巴耶夫

Djoomart Otorbaev

———

吉尔吉斯斯坦前总理

中国人民大学重阳金融研究院外籍高级研究员

在抗击新冠肺炎的关键时刻，我要对中国人民表示最真诚和最深切的问候与最坚定的支持，并祈祷这一战斗尽快取得最终胜利。

同时，我也向中国人民致以最崇高的敬意和钦佩。今天的中华民族无比团结，无比齐心，你们都非常勇敢地站在了全球抗击这场致命疾病的最前线，我为你们感到自豪。

自新冠肺炎疫情暴发以来，整个中国都被动员起来了，并进行了有效的部署，实施了空前有力的防控措施以遏止病毒传播。中国的反应之快、力度之大和广度之远在世界上是独一无二的。

中国在抗击新型冠状病毒方面所做的全国性努力，一方面证明了中国战胜疫情的能力和实力，更重要的是证明了中国对世界负责的态度。

"不要害怕，全世界的目光都在你身上"，"不要害怕，在黑暗中你永远不会孤单"。这些歌词来自《你从不是一个人》，是马来西亚的音乐家们为支持中国抗击新冠肺炎疫情而写的。在这场抗疫中，世界各地有数以百万计的人团结一致，支持中国人民。

2020 年 2 月 15 日，中国外交部部长王毅表示，已有 160 多个国家和国际组织的领导人通过电报或信件表达了对中国的支持，许多国家政府和人民也捐赠了很多急需物资。

从 1998 年的抗洪抢险、2003 年的抗击非典到 2008 年的抗震救灾，世界已经见证了中国人民在各种灾难面前的救援效率和团结精神。不过，这次的形势和国家所采取的措施，又有很多特别之处。

我们看到，中国十分迅速地分离出病毒毒株，并对其基因组进行了测序；我们也看到，中国在最短的时间内建起了临时医院；中国还很快动员了 31 个省区市的力量和解放军前往帮助湖北。这些都体现出中国空前的团结以及非凡的组织能力。

新型冠状病毒不是中国的病毒。病毒的爆发可能发生在地球上任何地方。病毒无视边界、法规或规定，也无视政治或经济现实。

这种疾病是全世界所有人的公敌。现在，它考验着国际社会防控疫情的智慧和能力。

全世界几乎都高度赞赏中国通过有效手段与所有的相关方面分享重要科学信息，并在防控病毒全球传播方面采取了强有力的措施，同时也保持了高度的透明性。

中国不仅展现出迅速调动大量资源抗击新型冠状病毒的体制优势，而且展示了其维护全球共同利益的良好愿望和坚定决心。

这场疫情再次清楚地证明，在全球化时代，所有人都生活在一个紧密相连的世界，人类共享着相同的福祉，也承担着共同的义务。

通过支持共建人类命运共同体，中国现在不仅肩负着保护中国人民健康的责任，也有责任积极维护国际公共卫生安全。在抗击新型冠状病毒这场无形战争中，整个世界已成为命运共同体。

在病毒流行的时刻，世界必须进行更加紧密的合作。不幸的是，即使在目前这样严峻的形势下，中国也必须花费一些宝贵的资源来应对一些政客和媒体的成见、谣言甚至种族主义言行。

总体而言，国际反应是非常积极的，只有少数例外。"中国致命的新型冠状病毒可能对美国的就业和制造业有好处"，这话不是出自一个普通人，而是美国商务部长罗斯先生。看到他这样的发言，我感到很伤心。

事实证明，对错误言论的最佳应对不是长篇的文字反击，而是快速有效的实际行动以及相关信息的透明公开。疫情给中国的经济和社会发展带来的挑战将是短暂的。凭借良好的基本面、韧劲和潜力，中国经济足以应对这次挑战。

中国及其经济发展的基本趋势和前景没有改变，也不会改变。

我坚信,这场疫情结束后,中国将会变得更加强大,也会更加团结。

新冠肺炎疫情的暴发再次提醒我们，在全球化时代，单边行为、民族主义和保护主义是行不通的，也不符合整个世界的共同利益。

无知、偏见或自私的做法无视他人的利益，并不会保证人民的安全。合作、团结和协同努力才是保护人类利益的正确选择。

当前与新型冠状病毒的斗争再次清楚地证明了人类命运在当下以及未来都会是休戚与共的，我认为这是所有人都应遵循的价值观。

自从新冠肺炎疫情暴发以来，世界上的国家都在努力共同应对。中国发动了与致命病毒作战的人民战争，并正在赢得这场保护人类生命健康的"战争"。

疫情虽险，
但对中国经济的韧性有足够信心

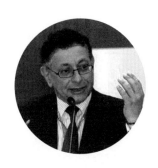

［波兰］

斯拉沃米尔·马伊曼

Slawomir Majman

———

波兰信息与外国投资局原局长

中国人民大学重阳金融研究院外籍高级研究员

我们的中国朋友正面临着新冠肺炎疫情的巨大挑战。

我们向中国朋友致以真诚的关心和慰问。在欧洲，我们每时每刻都在关注着与疫情英勇斗争的中华民族与中国领导人。

波兰总统安杰伊·杜达（Andrzej Duda）致信习近平主席，表达他个人对中国的感情。他在信中强调，自己一直密切关注与疫情蔓延相关的事态发展，并赞赏中国领导人的迅速反应，"这无疑阻止了疫情进一步失控发展，挽救了中国和其他国家许多人的生命"。

新冠肺炎疫情是国际社会普遍关注的问题。自 2019 年 12 月武汉市发现多起病毒性肺炎病例以来，新型冠状病毒的传播速度甚至超出了医学专家的预期。

"我对相关医疗服务机构的高效组织印象深刻。在这种紧急情况下，他们立即赶忙帮助所有需要帮助的人。"波兰总统补充说道。

中国的努力和决心确实是显而易见的。这些行动应该得到支持和尊重，中国政府采取了最全面、最严格的防控措施。

一些观察人士可能会对这些措施的规模及其实施的决心感到惊讶。

首先，我认为中国政府承担的任务困难且艰巨。政府实施了强有力的管控措施，比如在重点区域设置隔离区等，这些措施是控制疫情最有效的办法。否则，全中国甚至是全世界都将面临更严重的公共卫生风险。

其次，中华民族正站在抗疫的前线，代表整个国际社会抗击狡诈的敌人——新型冠状病毒。

再次，坦白讲，我认为没有任何政府或国家能在如此短的时间内承担起如此庞大的工作，包括重建公共卫生系统、后勤和维护国内安全。

然而，一些国家反应过度敏感，阻断国际货运和人员流动，散播不必要的恐慌。相比之下，中国国内采取的极其严格的防控措施更有意义。

同时，我们所有人都不能停止思考新冠肺炎疫情会对中国以及世界经济可能产生的影响。

毫无疑问，服务业，尤其是旅游、餐饮、娱乐和物流等消费行业将首当其冲。制造业，特别是手机、汽车和电子行业，由于恢复生产的时间不确定，可能会受到暂时的冲击，进而对全球产业链带来一定程度的影响。据我所知，中国是波兰家用电器、制药和汽车等基础工业的主要采购地。

不过，中国经济的韧性不可低估。我们相信，从中长期来看，中国经济将呈现出强劲的复苏势头。在国际社会的支持下，中国政府和人民最终将战胜疫情，中国经济一定能够持续保持健康发展。

没有一个国家是孤岛，我们有共同的责任与共同的命运。这场疫情是对中国政府效率的巨大考验，同时也是对各国团结协作的巨大考验。

中国政府采取的果断行动
有效遏制了疫情威胁

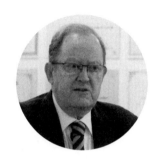

［英国］

罗思义

John Ross

———

英国伦敦经济与商业政策署前署长

中国人民大学重阳金融研究院高级研究员

面对新冠肺炎疫情，我首先想到的是中国人民，他们正面临着沉重的压力，在某些情况下还面对个人安危问题。更重要的是，我要向奋战在前线的中国医务工作者和应急服务人员致敬。他们应对的这场危机不仅威胁着中国，也威胁着全世界每一个国家。

但面对如此严峻的形势，首先需要的是现实主义和清醒头脑，简单的"乐观主义"和"悲观主义"情绪绝对没有帮助，恐慌或夸张事实更是毫无益处。而我本人能做的最有用的事情，就是清楚地分析国际上有关该病毒的数据。

一些西方媒体正试图捏造事实，这是可耻的。但幸运的是，仍有一些认真负责的西方组织意识到了这一威胁，并正在提供尽可能准确的信息。

例如，世界著名的研究型大学美国约翰斯·霍普金斯大学（Johns Hopkins University）坚持发布有关冠状病毒的客观数据。因此，下面我将使用其发布的最新数据。

第一个关键数据是，截至本文撰写时（2020 年 2 月 6 日），湖北的疫情非常严重，湖北省 2 月 8 日公布的确诊病例的死亡率为 2.88%。

为应对这一威胁，中国政府正派遣大量医务人员支援湖北。

但数据显示，鉴于集中在湖北的疫情事态发展，尽管中国政府采取了上述行动以及检疫隔离等其他果断措施，迄今为止疫情仍是一个巨大挑战。

截至本义撰写时，中国除湖北以外地区的新冠肺炎病死率约为0.18％。这意味着在湖北以外地区，每1000名感染者就有998人存活。这都表明了中国政府所采取措施的有效性。到目前为止，中国政府采取的疫情防控措施是成功的。显然，中国政府的这些努力能够继续取得成功，并且中国为消除湖北疫情而投入的巨大努力也能够取得成功。

中国和世界其他地区都需要依靠医务人员，尤其是湖北与中国各地的医务人员，以及中国政府的英勇努力来遏制该病毒。

中国应对新冠肺炎疫情的行动在西方受到了以世界卫生组织为首的医学专业人士的高度赞扬，这些专业人士都拥有丰富的医学知识。然而，部分对医疗问题一无所知的西方媒体人士却正在借疫情攻击中国，这恰恰反映了大多数西方媒体是荒谬和不负责任的。

总之，如果疫情得不到控制，它将对全球和全人类构成严重威胁。但迄今为止，中国政府采取的果断行动有效遏制了这一威胁，受到了世界卫生组织和其他负责任的国际机构的高度赞扬。中国医务人员面临着严峻挑战，他们正在为遏制病毒而战斗。他们不仅战斗在中国抗击疫情的最前线，同时也战斗在全人类抗击疫情的最前线。不仅中国，整个世界都依赖他们。

友谊和重振
是对抗恐惧和敌意的最有效疫苗

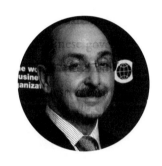

［加拿大］

让-盖·卡里埃

Jean-Guy Carrier

国际商会丝绸之路室执行主任
中国人民大学重阳金融研究院外籍高级研究员

中国 2003 年成功抗击非典（SARS）成为中国重返世界中心的标志。自 1978 年改革开放以来，中国人民创造了举世瞩目的发展奇迹。经过 15 年的谈判和不懈努力，中国终于在 2001 年正式成为世界贸易组织（WTO）的一员。作为世界贸易组织的一名工作人员，我发现中国加入世贸组织激发了中国人民的自豪感。他们认为，中国加入了这个独特的全球贸易俱乐部，证明了中国正在走向世界，而世界也正日益转向中国。

正如人类历史中所常见的，SARS 病毒于 2002 年 11 月开始在中国南部地区出现人际传播后，疫情快速蔓延。到 2003 年初，SARS 病毒已传播到 17 个国家，并最终导致 774 人死亡，其中大部分是中国内地和中国香港的病患。之后，SARS 病毒便消失了。据世界卫生组织称，自 2004 年以来全球没有再报告过 SARS 感染病例。

新冠肺炎疫情的结果可能与 2002—2003 年间的 SARS 相同——感染病例和死亡人数最终达到峰值，病毒在各地得到更有效的遏制，并最终消失。"新冠"与 SARS 相比，与其说是病毒类型的区别，不如说是中国重返全球社会中心的现实及其作为全球经济引擎的影响力的区别。17 年前 SARS 出现时这一切才刚开始发生。SARS 暴发时期，我儿子是中国东部地区的一名教师，我们经常从新闻媒体中看到有关疫情进展的报道。如同海外的每个人关注中国那样，我们也非常担心他的健康和安全。我儿子居住和工作的城市也执行了隔离政策，正常的工作和出行都受到不同程度的影响。当时，他的学生邀请他去家里做客，大大缓解了他的孤独。也正是在这个时期，我儿子发现了普通话的美妙之处。正如他所描述的，"如指明灯一样通透地理解了语言的运作方式"。现在他能说一口流利的普通话，这很大程度上要归功于把他带进这个中国家庭的朋友。是他们的慷慨、温暖和开放使他能够快速融入中国。

中国举世瞩目的发展成就也同样打动、鼓舞了其他数以百万计的外国人，并促进了全球的就业。正是这一亚洲奇迹，使世界在如何防控今天的新冠肺炎疫情方面与之前防控 SARS 时产生了巨大的变化。

然而，部分媒体对于中国政府应对新冠肺炎疫情的批评缺乏理性与同理心。即使在报道关于采取有效措施遏制疫情的新闻时也夹杂着一些不好的声音，导致人们错误地遐想，甚至引发恐慌。

今年春节新冠肺炎疫情暴发时，我的儿子与他的中国妻子正在中国东北过年，他们和家人也感到害怕和担忧。尽管如此，他们还是如往年一样庆祝春节。

中国加入国际社会以来，世界发生了巨大变化，世界对中国的态度也在转变，许多外国人决定让他们的孩子学习普通话和中国历史。贸易摩擦、政府间的言语威胁，实施制裁、关税、配额等不和谐举动已在世界蔓延。一些人对中国奇迹般崛起的钦佩变成了对新财富的嫉妒，并把中国日益增长的力量列为公开威胁，并要求各国政府将其视为安全威胁、战略威胁。

未来，新型冠状病毒的威胁必然会逐渐减弱直至消失。但最可怕的不是病毒，而是始终坚持认为中国本身就是一种威胁，是致命病毒、危险技术和思想的来源。

这个春节，我的儿子、儿媳妇与 SARS 期间接待他的中国家庭重新聚在一起，庆祝鼠年的到来。作为亲历并受益于中国经济崛起的中国家庭，他们的儿子正在美国一大学攻读博士学位，他可以讲一口流利的英语，是一位受过良好教育的中国公民，同时也是世界公民。

今年农历新年后，我儿子一家返回巴黎，发现街上罕有亚洲游客。不仅是媒体，连空气中也充满了对亚洲事物的怀疑和恐惧，甚至有人怀疑危险的病毒潜伏在中国餐馆中。我儿子、儿媳立即去筹集口罩寄往中国，报道显示那里正面临口罩短缺。

在这场新危机的背景下，数以百万计的中国人和外国人通过微小的善意举动对这场疫情做出了回应。他们认为，当我们全球大家庭的成员面临危险时，自己有责任慷慨解囊。未来在病毒消失后很长一段时间里，人们仍会铭记这些微小的善意举动及其背后所蕴含的简单智慧。鼠年（2020 年）标志着新一轮 12 年周期的开始，对于我们所有人来说，这是希望和新起点的象征。我们相信，在这个地球上，友谊和重振是对抗恐惧和敌意最有效的疫苗。

中国用新兴技术智慧抗疫值得学习

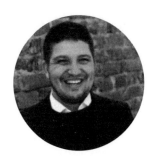

［土耳其］

尤塞尔·萨巴兹

Ussal Sahbaz

————

土耳其经济与外交政策中心总裁

全世界都在关注中国是如何应对新型冠状病毒的，但我更关注中国在抗击疫情的实践中向世界展示的中国政府和企业掌握新兴技术的水平。一直以来，给世界留下深刻印象的不仅有消费者对中国新兴技术的接受，还有中国企业（从阿里巴巴、腾讯和百度等科技巨头到许多创业企业）发展新兴技术的实力，以及中国政府在引领技术生态系统中所发挥的作用。现在是时候把这些技术应用到服务人类上，以应对疫情的暴发。

第一个巨大的成功是中国利用人工智能和先进的计算机技术对新型冠状病毒测序，以便能够生产可能的疫苗。中国科学家仅用了一个月就检测出新型冠状病毒的基因组序列，这种速度得到了全世界科学家的认可和赞扬。

这样的成功只有通过与中国科技公司的全面合作才能实现。百度向全球研究机构免费开放 RNA 结构预测网站及算法，腾讯、百度和国家超级计算深圳中心合作开放计算资源来抗击疫情。大部分对新型冠状病毒的科学研究是在网上公开的，而在埃博拉病毒疫情暴发期间，国际科学界只能通过有限的渠道进行研究。

中国现有的技术基础设施也为控制疫情提供了巨大帮助。中国农历新年期间，全国有数亿人出行。中国的电子身份识别系统能让政府有效追踪从疫情高发地流出的人员，确保与之密切接触的人员的安全。世界上只有少数几个国家有这样先进的电子身份识别系统。想象一下：如果有一个全球电子身份识别系统，世界将会如何应对历史上发生的传染病呢？

另外，最具革命性影响的可能是在远程办公领域。在中国，服务业占据国民经济的半壁江山。农历新年假期后，许多服务业人员开始远程工作。这归功于中国强大的互联网基础设施和无处不在的移动接入。除此之外，现在所有学生也在线上课。疫情期间，中国先进的在线基础设施和各领域众多的创新创业公司（如外卖行业）对维持远程办公和学习起到了关键作用。

我们可能都听说过，在戏剧表演中，某天有个扮演主要角色的演员生病了，而早把剧本烂熟于心的服装设计师就顶替了他，结果服装设计师的表演更精彩，于是他就留在了剧组里。疫情过后，若有许多人发现他们之前是在过度使用办公室和学校，也就不足为奇了。事实上我们可以通过远程办公来节省时间和减少碳足迹。由此可见，中国完全可以成为远程办公行业的引领者。

土耳其有一句广为流传的谚语："守得云开见月明。"全世界都在钦佩中国应对新冠肺炎疫情的做法，中国所展示的技术实践应用也有很多值得学习的地方。中国合作研究的水平，尤其在检测基因组序列这种深层技术领域，基础设施技术的创新水平，如电子身份识别、远程办公等，以及最为重要的在紧急情况下迅速灵活运用这些技术的能力，在应对新型冠状病毒疫情中得到了充分体现。中国之所有能够有效应对疫情，得益她对开发和采用新技术的渴望、社会的凝聚力和国家强有力的领导。

逆转"全球化"
只会把自己推回黑暗时代

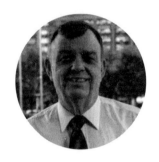

[美国]

威廉·琼斯

William Jones

———

美国《全球策略信息》杂志社华盛顿分社社长

中国人民大学重阳金融研究院外籍高级研究员

随着新冠疫情暴发，美国对华强硬派开始疯狂鼓噪，称美国应当与中国"一拍两散"。中国摆脱了贫困，正在逐渐崛起。由于他们无法削弱中国日益增强的实力和影响力，于是便开始尝试利用美国的"软实力"孤立中国，手段便是说服"西方阵营"中的其他国家抵制华为等中国企业，以及不参与中国的"一带一路"计划。

随着近期新冠疫情在中国暴发，他们不遗余力地将中国说成是投资高风险国家。此类行为最赤裸裸的代表是《华尔街日报》一篇名为《中国是真正的亚洲病夫》的刊文。用"亚洲病夫"这个称呼，让每个中国人都回想起"百年耻辱"的旧时代，那时的中国正遭受列强的蹂躏。

《华尔街日报》中国分社的员工呼吁就此标题道歉。特朗普政府中新保守主义势力的"白衣骑士"美国国务卿迈克·蓬佩奥接过了《华尔街日报》的反华"大旗"，称中国就此采取的行动违反了新闻自由，要求对中国采取报复性措施。

蓬佩奥还宣称，新型冠状病毒在中国暴发是其"治理体系"造成的，尤其是对新闻自由的压制，特别是对外国记者的限制。言外之意是，如果这些记者能够在中国各处自由穿梭，那就能更及时地发现病毒。

很遗憾，西方记者，特别是美国记者，基本上都遵从编辑的指示。而编辑们则更加专注于寻找各种问题借以批评中国，而不是真的去报道新闻。总的来说，他们只会报道有损中国的内容。如果找不到这样的内容，那就开始胡乱编造。

目前，新冠疫情开始在中国以外的国家蔓延，包括美国。新保守主义者又开始了另外的盘算，要求为医药产品建立新的供应链。美国的此类商品多为中国进口。

针对这一依赖关系，特朗普政府臭名昭著的经济顾问彼得·纳瓦罗（Peter Navarro）呼吁美国在本土生产这一领域的所需产品，一切皆打着"国家安全"的旗号。

但除非世界疯了，否则没人会相信中国会在美国面临新型冠状病毒或类似威胁的紧要关头切断我们的药品供应。根据中国在这方面的一贯做法，他们必定会尽己所能帮助我们战胜疫情。

出于政治目的使用经济制裁或限制手段是西方国家近些年的惯常做法，美国和英国尤甚，中国则不是。

如果有人认为美国可以只依靠本土或"盟国"产品，那就太荒谬了。今天，国际分工决定着每个中等收入国家的消费水平。

经济学家兼政界人士林登·拉罗奇（Lyndon LaRouche）在

20世纪70年代经常讲解经济议题。他的讲座通常以"世界咖啡"开场。也就是说，如果研究一下美国人的每早必饮咖啡，追溯一下其生产中的所有要素，你就需要到世界各地去寻找其供应链。

如果要限制这一供应链，或尝试自己生产一切，你会突然发现自己处于相当困窘的境地。"全球化"由来已久，甚至远早于15世纪的大发现时代。逆转这一过程的企图只会把自己推回黑暗时代。

中国在其中的作用尤为重要。每一个到沃尔玛（Walmart）或塔吉特（Target）购物的人，也就是大多数美国人，都知道如果没有中国，多数货架会空空如也。美中两国是世界最大的经济体。我们的消费、生活水平和生产力完完全全取决于我们与中国的关系。

打破多年来建立的重要供应链是荒唐至极的做法，会造成一些最重要的美国企业破产。这一点在最近的关税争端中已经很明显。

所以我们应当停止一切妄言，因为美国马上也要面对新冠疫情的冲击。在与这一病毒的斗争中，中国的做法最为成功。一旦新型冠状病毒的威胁在美国愈演愈烈，当然也势必如此，我们理应与中国更加密切地合作，从他们的经验中获益，而不是像蓬佩奥及其同僚那样"毒害"两国间如此重要的双边关系。

第三章

用实际行动
构建人类命运共同体

同舟共济，加强抗疫的国际合作

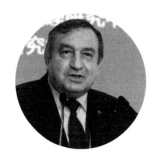

[埃及]

伊萨姆·沙拉夫

Essam Sharaf

———

埃及前总理

中国人民大学重阳金融研究院外籍高级研究员

新冠肺炎疫情受到国际社会广泛关注。中国及时采取有效措施抗击疫情。中国政府坚守责任，行动高效，信息公开透明，赢得了包括世界卫生组织在内的全世界科学工作者的认可。

在抗击疫情过程中，中国政府采取了卓有成效的防控措施，值得各国学习推广：严密筛查疑似病例，每天及时公布相关信息，在极短的时间内新建收治医院并配备医疗设备，严格隔离患者，等等。与此同时，中国还与世界卫生组织积极协作，及时通报疫情防控有关信息，与相关国际组织开展透明的医疗协作。通过上述措施，中国成功地将绝大多数确诊案例控制在国内，有效控制了疫情向世界蔓延。中国政府在此次疫情中的反应专业有序，堪称应对此类突发公共事件的典范，值得各国学习。中国也向世界展示出负责任的大国形象，为控制疫情做出了巨大贡献。

为控制疫情进一步蔓延，中国政府付出了巨大的努力。中国可以通过与相关国际组织合作，不断更新数据并对外公布。中国也应及时更新病毒基因研究进展、防治措施和疗效。同时，也可以就不同国家不同食物对健康的影响进行讨论并公布结果。

同样，国际社会也要参与进来，应对全人类共同的敌人——病毒。第一，全世界应该在跨国医疗救助、疫苗研发、人员交流以及经贸关系方面展开合作。第二，各国要展开合作，制定相关政策、模式和协议，统一完善的传染性疾病隔离及防控措施，建立国家及国际医学事件响应专家委员会。若未来出现类似事件，各国可以参考相关政策，更高效地开展国际合作。第三，各国要尽早监测及通报新型传染性疾病，及时更新有效预防控制疾病的详细措施，切实提高疫情防控管理水平。

另外，中国也可以通过"一带一路"建设与其他国家展开公共卫生方面的合作，制定国际条款协议，规定各国应承担的责任和义务，以便于在国家和世界出现疾病紧急状况期间，对运输和进出口货物采取相关措施。

毫无疑问，疫情对中国和世界带来了不利影响。为了减少损失，各国应该交流以前应对类似危机的经验。如有需要，要对出现大规模感染的城市实施严格的隔离。也需要与各国科学实验室或相关的机构合作，加大力度，尽快找到最有效的控制和治疗措施。

在把新冠肺炎疫情列为国际关注的突发公共卫生事件时，世卫组织明确表示反对各国对中国实施旅游和贸易禁令。世界卫生组织总干事谭德塞表示，不需要限制国际旅行和跨国贸易，这些措施毫无必要。然而一些国家还是出现限制国际货物运输和人员流动的举动，甚至传播谣言，在国际社会上引起恐慌。这些国家的所作所为，醉翁之意不在酒，其实针对的是强大的中国经济。

我认为，中国是一个既有优秀的医疗保障，又能在危急时刻克服困难的国家。我相信，中国一定能打赢这场疫情阻击战，公众健康和国民经济也将迅速恢复！

中国、疫情与世界，
国际社会携手合作的时刻

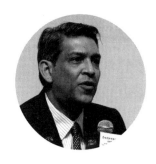

［巴拿马］

艾迪·塔皮耶罗

Eddie Tapiero

———

巴拿马共和国经济学家、教授

新冠肺炎疫情的出现对中国和世界来说都是一个挑战，只有全人类所有成员通力合作才能解决这个问题。病毒，不知道政治边界，也不关心任何政治意识形态。为了生存，它只知道要尽可能地传播，感染尽可能多的人。因此，在这个困难的时刻，我们需要看到彼此真实的自我：我们是同一物种的成员，是同一星球的公民。尽管我们可能有各自的顾虑与关注，但我们需要意识到我们共享一个星球。基于这个共识，对付这种夺走了我们赖以生存空间的病毒，唯一方法就是搁置我们的分歧，同舟共济，携手共同抗击疫情。

这种致命的病毒，严重损害人类的生命安全。在此，我向那些因病毒而失去亲人的人们表示哀悼与慰问。人的生命是不可替代的，痛苦会伴随我们的余生。但是，这并不是唯一的影响。这种病毒还在以一种消极的方式改变人类的生存方式，商品和服务的生产、分配和消费正在受到破坏，人类已经感受到了这些带来的痛苦。正是在这些时候，我们看到了人类的善良。

我谨向为遏制和消除这一威胁而无私努力的中国人民表示最深切的敬意。你们的企业家精神、民族主义精神和人文主义精神一直是贵国文化的特色。在这种精神的指引下，你们总是能够取得胜利，我相信这次也不例外。此外，随着世界继续携手合作，并认识到这不是一场只属于中国的战争，我们终会取得这场战争的胜利。

国际机构和各国政府正逐步加强与中国在防治该病毒上的合作。科学数据和知识正在共享，新的跨越文化障碍的桥梁正在搭建，我们正在同一精神下共同努力。所以，在这个世界似乎分崩离析的时候，在这场残酷的灾难中，一些好的东西也显现了。

新冠肺炎疫情提醒我们，我们生活在一个相互联系的世界里，一方的痛苦就是所有人的痛苦。我们需要继续在各国之间开辟更多的合作和协作渠道，这不仅能够解决新型冠状病毒问题，也能解决如饥饿、气候变化和人类发展等其他全球性问题。

作为巴拿马人，我想鼓励那些无私工作、乐于助人的中国勇士们继续努力。中国人民不仅在为中国奋战，也是在为全人类奋战。要知道，有很多人和你们同甘共苦，随时准备伸出援助之手。我们支持中国人民的精神，并为你们的健康和胜利祈祷。

携手共抗病毒是全球优先事项

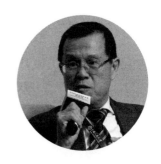

[马来西亚]

翁诗杰

Ong Tee Keat

———

马来西亚中国丝路商会创会会长

新亚洲战略研究中心主席

在新型冠状病毒肆虐的阴霾下，我们迎来了 2020 年鼠年新春，但这个农历新年将在我的记忆中留下不可磨灭的印记。

虽然我的国家马来西亚当时没有受到疫情暴发的影响，但我的思绪仍然被不断上升的死亡统计人数所牵动，首先是中国武汉，然后是中国全国。对我来说，这不仅仅是数字，而是巨大的生命损失。

农历新年伊始，我接到了无数的求助电话，我决定尽自己的力量，帮助中国同事募集医疗用防护装备、口罩和手套，在全中国范围内抗击这种致命病毒。

一开始，从资金来源、材料采购、马来西亚标准与中国标准的技术规格匹配、物流、清关、最终交付到指定接收方等方面，挑战似乎很多，难以克服。

资金赞助的涌入确实极大地鼓舞了士气，但我们立即接受了考验，因为当地大多数必要材料的制造商和供应商已经达到了他们的能力极限。

我们与来自山东的中国籍工作伙伴班彦东（Chris Ban Yandong）先生一道，成功地让我们的非政府组织实体，即马来西亚中国丝路商会，投入到这项具有挑战性的事业中，我们称其为"以爱向中国"。

在马来西亚国内外朋友们的帮助和建议下，通过 10 天不懈地努力，终于成功将问题一个个解决。

对我们来说，这次经历确实是一条难忘的学习曲线。我们终于得到了一批可观的补给品，包括 275 万副医用手套和 2 万套防护服。

当我率领商会代表团于 2020 年 2 月 7 日向马来西亚第一产业部部长提交我们援助中国的倡议概要时，我们筹集的部分货物正在运往吉隆坡国际机场。这些货物已经准备好运往中国境内受疫情影响的各个指定目的地。

在我们履行承诺的同时，我们非常感谢我们的工作伙伴中国检验认证集团（CCIC）吉隆坡办事处，感谢他们协调跨境海关和关税，以实现对我们的"零延迟"保证。

纵观人类历史，病毒没有种族或国家之分，它可能在任何地方引发疫情。国际社会的集体责任是为了人类的生存而协调一致地与这一致命的流行病做斗争。

不幸的是，新冠肺炎疫情的暴发，揭开了人性中关于丑陋和卑鄙的一面。"流行病快速蔓延"的标签，导致很多人对中国和中国人的不友善，甚至还出现了这样一种言论——病毒暴发危及中国经济将对某些国家自身发展有利。

在承认个别国家对中国实施旅行禁令或限制性措施的合法权利的同时，这一决定必须与世界卫生组织颁布的全球公共卫生状况相适应。任何过激反应都可能危及双边关系。更糟糕的是，如果这种反应被认为是对某个特定国家或民族的歧视。

任何将禁令的范围扩大到贸易的想法肯定是不切实际的，特别是在世界卫生组织仍认为暴发的疫情是可控的情况下。希望中国供应链受到疫情影响，从而引发工业生产回流本国，这种应受谴责的想法显然是出于政治动机，与关注公共健康无关。

众所周知，持零和思维的政客们长期以来一直痴迷于遏制中国的战略，以维护自己国家的霸权地位。但现在面对这样一种致命病毒，遏制的目标应该是病毒本身，而不是任何国家和人民。在这方面，常识和人道主义意识必须占上风。

病毒是人类共同的敌人，国际社会需携手应对

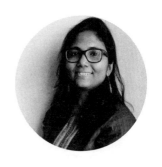

［印度］

朴雅卡·潘迪特

Priyanka Pandit

———

印度世界事务委员会研究员

中国人民大学重阳金融研究院访问学者

当前，中国政府正在努力应对新冠肺炎疫情，遏制病毒传播。世界上其他国家也出现感染病例，引发国际社会的恐慌。

世界卫生组织已于 2020 年 1 月 31 日宣布此次疫情为"国际关注的突发公共卫生事件"。当然，这并不是对中国应对疫情所做的努力没有信心，而是呼吁国际社会对卫生防疫系统较弱的国家给予支持。这表明世卫组织加强了对这些国家的疾病监测，提高了防范疫情的意识，并使它们做好应对新型冠状病毒的准备。

面对来势汹汹的疫情，中国政府和人民众志成城，对早日战胜疫情充满信心。此外，国际社会也在高度关注中国疫情的发展。

另一方面，中国政府采取果断行动应对疫情，较 2003 年非典时期更为迅速。中国政府迅速关闭了国内活禽和海鲜市场，并采取了其他紧急措施。《国际卫生条例》紧急委员会密切关注中国领导层对疫情的调查和防控部署，对中国政府每天向世卫组织通报有关疫情的最新情况、并采取全面措施以防止疫情进一步蔓延表示赞赏。

鉴于目前新型冠状病毒的不确定性迅速增加，加强国际合作是当务之急。虽然新冠肺炎疫情较早在中国出现，但不能说寻找医疗解决方案和防止其传播的责任仅在于中国。国际社会应更多关注和支持无数中国医务工作者，他们日夜不停坚守一线与病毒斗争，守护着每一位受病毒感染的病人，却把自己置于危险之中。

疫情是一场人性的考验，是感情的试金石，即使是再强大的国家也需要支持与合作。在疫情肆虐的情况下，拥有先进公共卫生系统的国家应积极制定与世卫组织和中国抗击疫情的合作战略。比如，向中国提供医疗物资援助，协助疫情防控工作；提高全球对新冠肺炎症状的认识，开展联合研究，以找到医疗解决方案；防止反华情绪在外国人中蔓延，等等。

显而易见，没有一个国家能够独自控制和消除这样一种病毒。病毒的多重副作用也使得情况进一步复杂化。除了病毒潜在的致病性外，社会排斥问题也不容小觑，它加剧了在流行病控制的生物医学方法和全球卫生标准方面已经存在的分歧。因此，在与新型冠状病毒战斗中应该用团结来战胜分歧，控制病毒传播，并找到治疗方法。

加强商业联系，合作应对疫情

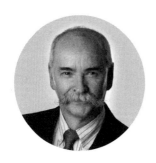

[澳大利亚]

戴若·顾比

Daryl Guppy

澳大利亚中国工商业委员会董事会成员

丝绸之路国际商会澳大利亚代表

国际金融市场技术分析专家

新冠肺炎疫情的来临意味着你与中国以及中国同事的商业关系到了关键的时刻。你的应对方式决定了在危机过后，在中国的业务将如何发展。你的反应决定了你的业务在中国有多受欢迎，以及你如何有效地拓展人际网络。

从国家层面看，澳大利亚和新加坡等一些国家的应对方式是关闭边境。来自中国的直飞航班已经停飞，中国护照持有者无论居住在哪里都被拒绝入境。这些禁止入境的措施与世界卫生组织的建议直接矛盾。

澳大利亚和其他一些西方国家一样，在全国范围内更注重执行将本国公民从武汉空运回国的"救援"任务。虽然这些航班也利用机会运送捐赠的医疗用品，但有限的航班主要是为了撤侨。

这一政策在澳大利亚国内民众中很受欢迎，但也引发了一种潜在的种族主义，而媒体的报道往往会强化这一点。这些被"解救"的澳大利亚人最初被隔离在距离悉尼 5300 公里的圣诞岛上的一个离岸营地中，这个营地之前被用来关押在澳大利亚寻求庇护的难民。这毫无必要地加深了人们对新型冠状病毒是一种灾难性传染病的看法。最后，这部分人在澳大利亚北部的达尔文完成了隔离。

欧洲和韩国仓促地应对新型冠状病毒的蔓延，与中国政府采取有效和审慎的应对措施形成鲜明对比。一些国家没有像世界卫生组织建议的那样，利用中国的专业知识来制定完善的管理计划，而是已经显得措手不及了。虽然政治制度不稳定的国家更难实施严格的检疫管理，但也不是不可能。

不幸的是，一些国家的反应助长了仇外和种族主义，因此关键问题不是"国家的反应是什么"，而是"我们个人的反应是什么"。

这种个人的反应超越了任何国家的反应或个人对更广泛行动的贡献，如非政府的慈善航班运送医疗设备。

人们普遍认为，与中国有业务取决于和其发展好的关系。而像新冠肺炎疫情这样的危机对这种关系进行了压力测试，你是会协助采购医疗设备、口罩、防护服和其他物品，还是直接拒绝这些援助？

你是否询问过你的主要联系人及其家人的健康状况，或你的询问是否很快转向了有关恢复供应和贸易的问题？贸易终将恢复，但如果你的问题显示出你对利润的担忧大于对健康的担忧，那么贸易条款可能会与以前不一样。

对你的中国同事来说，这是一个国家紧急事件。公民有义务协助、遵守隔离命令，避免传播谣言和错误信息。中国政府所采取的措施有着明显的民族团结和自豪感。

中国对新冠肺炎疫情的应对不同于对 SARS 的应对。这是对政治成熟度的一次不请自来的考验，然而却遭到了边境关闭和种族主义的攻击，尽管世界卫生组织称这些做法是不必要的，且会适得其反。

中国的应对措施与源自美国、墨西哥边境地区的 H1N1 流感形成鲜明对比。H1N1 流感感染了 214 个国家的 160 多万人，导致超过 28.4 万人死亡，死亡率为 17%。

所以，这是你与中国商业关系的关键时刻。朋友帮助朋友，尤其是在危机时期，你的每一点贡献都会被感激和铭记。你也许做不了多少事情，但每一点都是有价值的，哪怕只是从改变态度和真诚询问中国同事的健康和安全开始。

生物安全挑战亟须国际合作应对

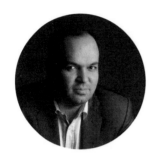

[伊朗]

穆斯塔法·穆罕默迪

Mostafa Mohammadi

伊朗中国友好协会青年委员会主任

沙希德·贝赫什蒂大学管理学客座讲师

新冠肺炎疫情暴发以来，全球形势日益严峻。值得敬佩的是，为抗击疫情，中国政府调动一切积极因素，整合一切资源力量，以应对危急局势。

我们必须意识到，新型冠状病毒不是对人类的第一个生物威胁，也不会是最后一个。21世纪以来，多个国家和地区都曾遭到几次流行病的侵袭。这意味着生物威胁是当前每个人都要面对的问题，而不仅仅是当前受到病毒威胁影响的国家和人民。

我认为可以从三个方面努力把当前的威胁转化为机遇：

从个人层面来说，我们应培训和教育民众提高个人卫生标准，以避免流行病的发生。

从国家层面来说，世界各国应集中智慧为公共卫生系统薄弱的国家设计更具抵抗力的卫生系统，并分类实施。在危急情况下，人们必须能够信得过本国的卫生系统。

从国际层面来说，我们必须加强卫生领域的国际合作。国家之间更有力的联系将有助于促进在危机时期开展合作。我认为，应建立新的国际协调机制来专门管理生物风险。

随着疫情在全球蔓延，生物安全防控面临巨大挑战。作为地球上的一员，我们必须重新思考我们是否做好了应对各种威胁和挑战的准备。

我相信，中国与世界通力合作一定会赢得抗击疫情的胜利，全世界的人们都在伸出手帮助出现疫情的地区抗击并战胜疫情。

正如中世纪波斯诗人萨迪所言："亚当子孙皆兄弟，兄弟犹如手足亲。造物之初本一体，一肢罹病染全身。为人不恤他人苦，不配世上妄为人。"

为了应对未来的挑战，我们必须重新思考自己在人类社会中的重要角色。

推动全球合作迈上新水平

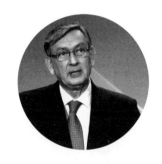

[斯洛文尼亚]

达尼洛·图尔克

Danilo Türk

世界领袖联盟—马德里俱乐部现任主席

斯洛文尼亚前总统

中国人民大学重阳金融研究院外籍高级研究员

　　显然，当前新冠肺炎疫情大流行造成了前所未有的全球经济放缓，需要采取空前的全球合作措施。但遗憾的是，目前的全球行动还不够，未来仍充满不确定性。

　　诚然，3月26日通过视频方式举行的二十国集团领导人应对新冠肺炎疫情特别峰会给我们带来了一线希望。习近平主席和国际货币基金组织总裁格奥尔基耶娃提出了几项很好的建议。大部分国家把讨论重点放在其他方面，主要围绕新冠疫情大流行与感染者的统计数据，以及各国采取的措施。

　　还有一些国家仍在忙于指责和寻找替罪羊。在过去几个月里有人犯错吗？有，而且很可能每一个国家都犯过错。但目前的情况并不是由单个因素导致的，而是一种新的、鲜为人知且不可预测的病毒，以及在世界各地发生的一连串失误造成的，所以不能把问题归咎于定义上的单一错误。

　　国际社会应该关注真正的问题。今天的全球健康危机拉开了未来世界长期经济和社会危机的序幕。经济萎缩、失业率和国债上升的初步迹象已经足够令人不安，但未来还会有更多问题出现。世界上没有任何一个国家，即使是最强大的国家也不能独自解决这些问题。联合国秘书长古特雷斯提醒道，现在不是推卸责任的时刻，而是团结合作的时刻。如何实现合作？每个国家都有团结的例子。中国目前向急需防护装备和医疗设备的国家提供援助，这个立即采取行动的例子值得国际社会学习，中国还有一些关于国际合作的新想法也值得关注。

来自世界各地的一百多位前国家元首和政府首脑组成的世界领袖联盟—马德里俱乐部（Club de Madrid）在最近发表的声明中提出了一条前进的道路。目前的重中之重是必须加强全球卫生措施。世界卫生组织需要增加大量资金，在未来疫苗的开发、生产和采购以及治疗方面也需要增加更多投资。现在需要召开一次全球认捐会议来处理这些需求，以便使世界为不久将来的任务做好准备。

此外，有必要应对经济损失。制定全球协调一致的财政刺激政策是应对全球经济损失的重要一步。此外，官方双边债权人为解决最贫穷国家的金融债务减免而采取的全面行动是当前的优先事项。国际货币基金组织已经批准了对 25 个最贫穷和最脆弱成员国减免债务。世界银行和国际货币基金组织在华盛顿召开的春季会议上考虑采取进一步措施。他们应该为更密切的全球合作铺平道路，以应对当前的经济危机。所以在未来几周内，经济和金融部门应立即采取措施。同时，还要考虑今后的两项基本任务。

第一，当前的政策制定必须考虑到长远需求。因此，必须将其纳入《2030 年可持续发展议程》《巴黎气候协定》和联合国秘书长发起的 UN75 对话下的可持续发展目标。这需要进行认真的国际讨论，不能耽搁太长时间。

第二，世界需要领导，这一点非常关键。这种领导必须是集体的，任何一个国家都不能胜任这个工作。这个新的领导层必须包括二十国集团中最活跃的一小部分成员国，这些国家已经表现出承担全球责任的意愿，并且他们有能力这样做。现在是时候采取新的主动行动，以推动世界迈上全球合作的新台阶。

第四章

国际社会
对中国发展道路的认同

中国的发展将带给世界更多启发

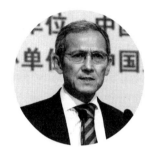

[吉尔吉斯斯坦]

卓奥玛尔特·奥托尔巴耶夫

Djoomart Otorbaev

吉尔吉斯斯坦前总理

中国人民大学重阳金融研究院外籍高级研究员

2019 年 7 月底，我受邀出席在中国甘肃省甘南藏族自治州举办的第九届敦煌行·丝绸之路国际旅游节。该自治州总面积 4.5 万平方公里，人口约 73 万。驱车从甘肃省会兰州市到甘南藏族自治州首府合作市约 230 公里，沿途欣赏到美丽的景观，穿过不少设计精美的现代化隧道。这些工程，让沿线人们的生活变得更好。

与当地官员会面时，他们强调投资建设这些基础设施，目的是实现减贫、推动和谐发展。那一刻，我意识到，这些项目，是对社会主义基本特征的清晰诠释。甘南藏族自治州之行，让我想起了世界金融危机期间发生在美国底特律的故事。由于美国汽车工业的急剧衰退，这个曾经传奇而繁荣的城市变为一座空城。许多祖祖辈辈生活在这里的人，因为失业不得不背井离乡外出谋生。大量工人带着家人，逃离了这座象征美国资本主义的城市。这两个故事形成鲜明对比，这就是社会主义与资本主义的区别。

吉尔吉斯斯坦是中国的邻国，中国在过去 70 年间取得的成就不仅令我们印象深刻，也令我们感到自豪。在这里我想提几个令人印象深刻的数字。从 1979 年到 2018 年，中国经济年平均增长率为 9.4%，这是世界历史上前所未有的，远高于同期全球平均经济增长率 2.9%。中国交通运输网络飞速发展，截至 2018 年底，中国铁路运营里程达到 13.2 万公里，是 1949 年的 5 倍，而高铁总里程则超过 2.9 万公里。相较于 1950 年，2018 年中国定期航班航线里程增加 734 倍，航线总里程增加至 838 万公里。

中国对外开放水平不断提高。中国全面深化改革，致力于创造一流的国际营商环境。中国深化开放合作，包括放宽外资准入限制等措施。中国欢迎外资进入高新技术、电子信息、装备制造、新材料、医药制药等领域。中国还将采取措施扩大金融和其他现代服务业的开放，包括取消对期货公司、寿险公司的外资股比限制等。

吉尔吉斯斯坦与中国将进一步扩大互利合作。4 个月前，习近平主席对吉尔吉斯斯坦进行第二次国事访问。访问前夕，习近平主席在吉尔吉斯斯坦媒体发表题为《愿中吉友谊之树枝繁叶茂、四季常青》的署名文章。习近平主席讲到，吉尔吉斯斯坦有句谚语，"兄弟情谊胜过一切财富"。中国人也常说，"兄弟同心，其利断金"。当今世界正面临百年未有之大变局，中吉携手合作，共迎挑战，确保两国关系持续稳定健康发展，是历史赋予我们的责任。

中吉合作互惠互利。中国的发展将带给世界更多启发。

世界动荡使中国实践更显珍贵

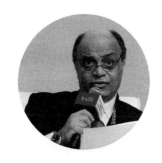

［埃及］

西夏姆·宰迈提

Hisham El-Zimaity

———

埃及外交委员会秘书长、前外交部部长助理

中国人民大学重阳金融研究院外籍高级研究员

　　新中国成立 70 年来，尤其是改革开放 40 年来，中国在经济社会发展和消除贫困领域创造的奇迹令全世界赞叹。国内生产总值和普通百姓的生活水平显著提高，人均可支配收入大幅增长。中国创造的经济奇迹在世界历史上前所未有，无论工业革命时期的英国、内战后的美国，还是二战后的德国和日本，都无法比拟。

　　国际社会尤其赞赏中国对于一种新的国际发展模式的界定，一些人亦称之为"北京共识"。其中包括以投资为主导的发展，而非以外国援助为基础；将各方面资源用于基础设施的交换而非援助；重点放在技术转让、人力资源投资和能力建设上，以确保发展项目的可持续性。另外，为所有人提供可持续和负担得起的优质基础设施是"一带一路"成功的关键。最大限度提高包括中小企业在内的私营部门的发展融资能力，为实现包容性增长做出有效贡献，使"一带一路"成为减贫、减少不平等和促进共同繁荣的催化剂。

　　中国改革开放与一些发达国家走向全球经济同时发生。当时，发达国家的制造业为了降低劳动力成本，把目光转移到发展中国家。中国抓住全球化加速发展的历史机遇，以更加开放的姿态推进改革和发展。凭借地理位置、劳动力素质、成本和产业链等方面的比较优势，中国享受到了全球分工带来的巨大收益。

当然，政治稳定一直是经济发展的先决条件。如果政治不稳定，中国就不可能取得这样的成绩。中国悠久的历史和丰富的文化决定它不会照抄西方国家的路。过去的经验使中国领导人认识到，应始终以务实的态度把促进经济发展、提高人民生活水平作为第一要务。也就是说，中国经济之所以能创造奇迹，正是因为它走的是符合中国国情的道路，而不是一味照搬西方理论。

我们可以从中国过去几十年的发展实践中汲取许多经验。每一个发展中国家，特别是非洲和中东的发展中国家，一旦通过技术创新和结构转型，根据各领域的比较优势来发展产业，就有机会加快增长。换句话说，发展中国家有望实现快速增长、迅速积累资本并迅速提升自身禀赋结构。

中国实践提供的另一经验，是发展中国家在改革进程中采取双轨机制是有利的，即消除过去那些扭曲的措施以提高生产率，放宽该国具有比较优势领域的准入，但同时通过为无法生存的公司提供短期保护以保持稳定。这种双轨机制做法可以改善资源分配过程，发展中国家可以借此在经济自由化进程中实现稳定而有活力的增长。

今天的我们生活在一个充满矛盾的世界中。一方面，随着物质财富增长和科学技术进步，人类文明得到前所未有的发展。另一方面，地区冲突、反恐、难民危机等全球性挑战，以及贫穷、饥荒、失业、国家内部和国家之间不平等的加剧，都增加了世界的不确定性。而正是因为战争、冲突、外国干预、贸易争端和单边主义造成了这个问题，暴露了全球化进程的脆弱性和我们在缔造和平、促进和解和恢复稳定方面的努力不足。

全球经济增长动力不足，难以保持稳定增长；全球经济治理不足，难以适应世界经济的新形势；全球发展不平衡，人民对美好生活的期待难以满足。因此，眼下的当务之急是发展充满活力、创新驱动的增长模式，采取协调联动并构建开放共赢的合作模式，通过改革创新、对外开放实现共同发展。

这样的背景使中国实践变得更加珍贵。中国着力提高经济增长水平，增强市场活力，为经济增长增添新动力，营造宽松有序的投资环境，积极营造对外开放、共同发展的外部环境。因此，"一带一路"倡议意义深远，它起源于中国，但其利益覆盖将远远超越国界，并将成为实现共赢理念的火车头。

中国、埃及和其他国家要共同营造公平、公正、透明的国际

贸易和投资规则体系，促进生产要素有序流动、资源高效配置和
市场融合，推进自由贸易区建设；促进贸易和投资均衡发展的自
由化与便利化；通过加强数字经济、人工智能、纳米技术和量子
计算等先行领域的合作，推动创新驱动发展，促进大数据、云计
算和智能城市的发展，通过软件互联，打造成21世纪的"数字
丝绸之路"。

综上所述，中国作为全球战略大国以及积极致力于和平、稳
定、进步和发展的联合国安理会常任理事国，应继续成为世界和
平与稳定的建设者，在下一个70年以及更遥远的未来，持续促
进全球发展，维护国际法制和秩序。

中国的新时代已经到来

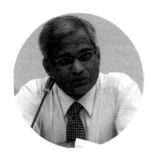

[印度]

谢刚

Srikanth Kondapalli

贾瓦哈拉尔·尼赫鲁大学东亚研究中心主席
中国人民大学重阳金融研究院外籍高级研究员

70 年来，新中国在经济、社会、政治、军事和科技方面发生了重大变革。其中经济转型最为明显，目前已成为仅次于美国的全球第二大经济体。2018 年中国国内生产总值（GDP）超过 13 万亿美元，人均 GDP 约为 9000 美元，已经达到相当于中等收入经济体的水平。中国提出"两个一百年"的奋斗目标，即到中国共产党成立一百年时全面建成小康社会，到新中国成立一百年时建成富强民主文明和谐美丽的社会主义现代化强国。

为实现这一宏伟目标，中国已经走了很长一段路。1949 年之前，中国是世界上最贫穷的国家之一，通货膨胀率高，饱受战争蹂躏，工业基础薄弱。随着土地改革以及对初级和职业教育、医疗保健，水坝、运河等基础设施项目的投资建设，为下一阶段的工业化带来了红利。尽管在之后的一段时期内遭受了挫折，但其社会工程项目和投资仍保持增长的势头。

1978 年，中国重申全面建设"四个现代化"的战略目标，聚焦于实现农业、工业、国防和科技的现代化。面向市场的副业生产促进了农业商业化，也推动了粮食生产和收入的增加。乡镇企业通过分散投资和传播急需技术，助力国家发展。1992 年邓小平南方谈话后，中国成为外商直接投资的最大目的地之一，促进了合资企业的创办和基础设施项目的投资。

过去 30 年间，中国制造业飞速发展，中国已成为"世界制造业中心"，其制造业占比 GDP 曾一度高达 60%。为了提高竞争力，中国开始调整经济结构，向服务业转型升级。现今，其制造业所占比重已降至近 40%。中国平均工资水平在 2005 至 2018 年间增长了两倍以上，推动了产业向内陆及"一带一路"沿线国家和地区的转移。

近年来，中国推行供给侧结构性改革，刺激国内消费，推进制造业向更环保的服务业和电子商务等转型。由于全球动荡、金融危机和贸易保护主义抬头导致的贸易价值链中断，中国经济增速相对放缓，这也是中国经济发展进入新常态、向中高速转变的结果。

70 年来，中国在内部治理方面也取得了实质性进展。2017 年 10 月，中国共产党第十九次全国代表大会指出，中国特色社会主义进入新时代。中国在外交领域也取得了辉煌成就。20 世纪 50 年代，在美国的贸易禁运打压下，中国在国际体系中遭到排挤，当时承认中华人民共和国的国家不到 50 个。如今，中国作为联合国安理会常任理事国，赢得了国际社会的尊重。正如近期一篇刊登在《人民日报》上的文章所说，这 70 年来，是中华民族迎来从站起来、富起来到强起来伟大飞跃的 70 年，中国正在国际事务中发挥引领作用。如今，中国建设"人类命运共同体"的外交新时代已经到来。

全世界都应该共同庆祝的
历史性成就

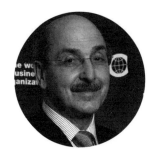

[加拿大]

让-盖·卡里埃

Jean-Guy Carrier

国际商会丝绸之路室执行主任

中国人民大学重阳金融研究院外籍高级研究员

　　73 年前，当我在加拿大出生时，中国人民正在经历长达一个多世纪的抵抗外国侵略和赢得解放的最后阶段。这场战争夺走了数百万人的生命，也破坏了中国社会的组织结构。在我上学的头几年，我和同学们曾向慈善机构捐款，为中国饥饿的儿童提供食物。我们无法想象，当时中国人民为了脱离苦难、振兴国家迈出的第一步需要多么大的勇气。我们更无法想象，新成立的中华人民共和国将在今后 70 年里取得卓越成就，把国家地位提升到国际尊重和认可的高峰。

　　1949 年 10 月 1 日中华人民共和国宣布成立时，外界把这视为中国几千年历史上的又一插曲而不予理会。而加拿大是最早一批承认中华人民共和国政府为中国唯一合法政府的西方国家之一。

　　那时，我还是一名年轻学生，我知道一位著名的加拿大人对中国人民的斗争所做出的贡献。白求恩大夫（Dr. Norman Bethune）是蒙特利尔的一名医生，他从 1938 年 1 月开始跟随八路军，花了两年时间把现代医疗和医药带到前线和农村。战时的艰苦条件导致他的死亡——由于缺乏医用手套，他在一次手术中手指被割破感染，于 1939 年 11 月 12 日逝世。他的无私奉献给包括中国领导人毛泽东在内的中国人民留下了深刻的印象，为此，毛主席还写了一篇文章纪念他。

白求恩大夫被安葬在中国河北省石家庄市华北军区烈士陵园，中国其他城市也都有纪念他的雕像。

20世纪70年代，加中友谊继续发展。正式承认中国政府是1968年皮埃尔·特鲁多（Pierre Trudeau）就任总理时外交政策的首要任务。1970年10月13日，加拿大与中国建立正式外交关系，并于1971年设立外交使团。

随着中国驻加拿大使领馆的建立，作为美国的邻国，加拿大政府为开启中美关系发挥了重要作用。中国与加拿大的关系也有助于打破1971年10月关于"恢复中华人民共和国在联合国的合法席位"的投票僵局，皮埃尔·特鲁多也因此成为"中国的好朋友"。

2013年，我以国际商会秘书长身份，对习近平主席宣布启动的"一带一路"倡议表示欢迎。国际商会认为"一带一路"倡议是人类历史上颇具雄心壮志的发展计划，并敦促140个国家众多公司支持并加入这个能够促进发展的巨大项目，通过建设道路、桥梁、港口、电信系统和其他基础设施，让世界上数以百万计的人摆脱贫困，就像中国现在所做的那样。

在当前贸易摩擦氛围下，支持者始终认为"一带一路"是其社会经济发展之路，而相反的观点则认为"一带一路"是发展中国家的债务陷阱。

2019 年，世界银行的研究人员就"一带一路"倡议对沿线国家人民生活的影响进行了首次可信、客观、平衡的评估。这份名为《"一带一路"经济学：运输走廊的机遇与风险》的报告，旨在"收集数据，使连接欧非陆上和海上'一带一路'走廊沿线约 70 个国家的政策制定者（在 100 多个已签署'一带一路'项目合作的国家中）对参与'一带一路'的效益最大化和风险管理进行实证评估"。

报告的结论与其目标一样公平透明，涉及每一项有意义的措施，从减轻贫困和改善贸易，到降低环境、社会、腐败的风险。这些发现非常有力，并得到了研究者的大力支持。可能一些人会视其为一种学术活动而忽视它，相反，我们应该正视其为帮助理解"一带一路"倡议对现实生活和人民生活的影响具有指导意义和建设性贡献。

大多数结论是令人振奋的，而且所有的结论都是有益的。其中包括直接从报告中引用的下列内容：

"一带一路"交通项目可帮助 760 万极端贫困人口（日收入低于 1.9 美元）和 3200 万中等贫困人口（日收入低于 3.2 美元）脱贫。

"一带一路"沿线国家现有的基础设施缺乏以及多种政策鸿沟等问题，导致这些国家的贸易比应有的减少了 30%，潜在的外国直接投资下降了70%。"一带一路"交通走廊将在减少运输时间、提高贸易和投资方面发挥关键作用。

沿线经济体的贸易增幅将在2.8%至9.7%之间，在全世界范围内而言，贸易增幅可达1.7%至6.2%。

随着新的运输渠道的建立，低收入国家吸引外国直接投资预计将会显著增长7.6%。

贸易增长预计将使全球实际收入增长0.7%至2.9%，不包括基础设施投资成本。预计走廊经济体的增幅最大，实际收入增幅在1.2%至3.4%之间。外国直接投资的增加将进一步扩大这些影响。

增加私营企业的参与，有助于"一带一路"倡议的长期可持续发展。迄今为止，这一倡议主要由中国国有银行和国有企业推动。要鼓励私营企业参与"一带一路"建设，参与国需要改善投资环境，降低潜在投资者面临的风险。具体改革包括：改善监管环境，通过法律规则及其执行加强对投资的法律保护。

世界银行的报告非常重要，是对中国帮助数百万人摆脱贫困这一历史性努力的第一次真正客观的评估，这些经验可以应用于世界上迫切需要进步和发展的国家。

2019年，是新中国成立70周年。作为经济发展、技术创新

（包括帮助我们所有人应对气候变化影响的技术）、减贫，捍卫多边、互利共赢的贸易与投资、发展以及应对气候变化环境影响的领导者，今天的中国比历史上任何时候都站得更高，它的声誉来自勤劳的中国人民，他们用自己的才华和生命更好地建设世界。

在过去的 70 年里，我是中国人民走向世界这一变革的见证者和光荣的参与者。作为中国人民大学重阳金融研究院的一名外籍高级研究员，我有幸与大家分享中国的光辉历程，并有机会以局外人的身份对中国的重要问题发表自己的看法。我和世界上数百万人的生活受到了中国朋友和同事的影响，也受到了中国在世界上扮演的新角色的影响。这种影响已经传递到我自己的家庭，我的一个儿子已经在中国生活了 10 年，会说中文，会写汉字，并交到许多中国朋友，珍惜他们丰富而充满爱心的文化和生活方式。

中华人民共和国成立 70 年来，为世界的进步与发展做出了巨大贡献。中国不但成为国际社会的一员，也使亚洲经济在世界经济中占据突出地位。对于像我这样的个人来说，中国人民为实现国家与世界的和平与繁荣这一雄心壮志所做的巨大努力，将继续提高我们的生活水平。在中华人民共和国成立 70 周年之际，这是一项值得世界上所有人共同庆祝的历史性成就。

中国的发展
有利于塑造牢固的中欧经济关系

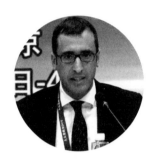

[意大利]

安东尼诺·维拉弗兰卡

Antonio Villafranca

意大利国际政治研究所欧洲与全球治理中心联席主任

中国人民大学重阳金融研究院外籍高级研究员

中国的经济增长史无前例。1978 年改革开放之前，中国是世界上最贫穷的国家之一。当时，中国的实际人均 GDP 只有美国的四十分之一。四十年后的今天，这一比例接近三分之一，而且中国成了世界第二大经济体。考虑到中国拥有世界 20% 以上的人口，这种经济增长的速度和规模就更令人印象深刻了。

中国经济的飞速发展是其领导人采取的政策和人民的强烈意愿的结果。然而，如果不是建立在国际经济的多边背景下，仅靠中国的努力也是无法取得这样成就的。当前国际体系是西方国家在第二次世界大战后建立起来的，中国正是从这个体系中崛起成为一个繁荣的世界大国。习近平主席在 2017 年达沃斯世界经济论坛上也形象地说明了这一点："世界经济的大海，你要还是不要，都在那儿，是回避不了的。想人为切断各国经济的资金流、技术流、产品流、人员流，让世界经济的大海退回到一个一个孤立的小湖泊、小河流，是不可能的，也是不符合历史潮流的。"通过这个比喻，习主席有效地强调了多边主义所带来的好处，与世界各地甚至西方国家，特别是美国开始出现的新保护主义立场形成鲜明对比，尽管后者曾经是战后多边主义的基石。

事实上，正是中国对多边主义的坚持，才使中国成为欧洲国家的重要伙伴，成为二战结束后推动多边主义和自由贸易发展的重要力量。2018 年，中国是欧盟最大的进口来源国（3948 亿欧元），也是欧盟第二大出口目的地（2099 亿欧元），双边贸易顺差约为 1850 亿欧元。在欧盟成员国中，意大利位居前列。这并不奇怪，因为自 70 年前中华人民共和国成立以来，意大利一直是最渴望与其展开对话的国家之一。冷战后，中国共产党和意大利共产党的多次交流被一些人形容为"东西方的门户"，反之亦然。

现在，意大利和中国的双边经济关系良好。例如，2000 年至 2018 年间，意大利在中国的外国直接投资约 153 亿欧元，排名欧洲第三，仅次于英国和德国。过去 10 年，随着中国投资者购买意大利重要企业的股票，如菲亚特克莱斯勒集团（FCA）、意大利电信（Telecom Italia）、意大利国家电力公司（Enel）、忠利集团（Generali）、安萨尔多能源公司（Ansaldo Energia）和意大利存贷款公司（CDP Reti），中国在意大利的业务逐渐扩大。其中最重要的一笔交易是 2015 年中国化工集团公司收购倍耐力（Pirelli）。

强劲的双边关系远不止投资。2018 年，意中贸易额达到 544 亿欧元，同比增长 9.5%。中国是意大利的第三大出口国，其出口额占意大利 2018 年进口总额 293 亿欧元的 7.3%。

2019 年 3 月，意大利成为七国集团中首个在"一带一路"倡议框架下与中国签署谅解备忘录的国家，双边关系进一步加强。然而，值得注意的是，这一举措在意大利和欧盟都引起了一些关注。欧盟在认识到"一带一路"倡议对国际贸易的重要性和潜力的同时，对中国迄今通过该倡议培育的合作形式表示怀疑。在介绍"一带一路"倡议时，中国一直强调这类合作的"双赢"性质，表示"一带一路"旨在造福中国及其合作伙伴。尽管在很多情况下都是如此，但有些中国的"一带一路"合作伙伴的公共债务可能面临偿付问题，抑或在财务上变得依赖中国。此外，欧盟及其许多成员国对中国的某些举措感到担忧，例如涉及东欧国家的"16+1"机制，这些举措可能与欧盟的项目相左，并可能扩大西欧和东欧国家之间的分歧。因此，中国有必要着眼于多边合作的长期利益，以表明坚持和进一步促进多边主义准则和原则的意愿。

中国使世界经济更具活力

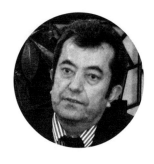

［土耳其］

尤科赛尔·戈迈兹

Yuksel Gormez

土耳其中央银行高级经济师

中国人民大学重阳金融研究院外籍高级研究员

中国自 1978 年实行改革开放以来所实现的宏观经济转型和增长业绩，无论从哪方面看，都将被载入经济史册，成为史无前例的奇迹。我们不会深入细究一个比欧洲还大的巨大地理空间是如何在没有外债积累的情况下，为如此快速的福利改善提供资金的。我们也不会去调查神奇的城市化，不会去描述贵州是如何受益于 21 世纪人类建筑能力的成果、在地势艰险的山区地理环境中享受更好生活的。这些转变的部分最好由发展专家记录下来，他们曾有机会在 20 世纪 80 年代初到北京参与这些倡议。

我们有机会在中国各地不同的学术活动中见了一些专家，听他们的切身故事，从中我们可以了解到，中国是如何为在追求人民美好生活过程中所面临的问题提供直接解决方案的。我们也从中发现，中国老百姓是如何为从预防饥饿到减贫，再到实现中等收入水平的巨大飞跃做出贡献的。

在庆祝新中国成立 70 周年之际，我们想要强调的是公司化。有人记得历史上第一家公司吗？在此，我们分享一条来自小亚细亚的消息：根据最近在土耳其东南部哥贝克力石阵（Gobeklitepe）的考古挖掘发现，人类最早在 12000 年前就已经出现共同居所了。在那里，人类为了精神活动而"走到一起"，那一刻是人类为了共同命运而"生活在一起"的行为准则的起源。

通过对哥贝克力石阵的发现，我们的论点很简单：对公司的需求源于这些本能或最早的实验，是为了一个共同的目标走到一起，设计、开发和运营一种超越个人有限生存能力的更好的生活方式。猜猜 12000 年前的预期寿命是多少？当然，这也是一个包容性的战略。从当前的发现来看，哥贝克力石阵并不是单一的，而是多元文化的，它的环境不断变化。这个有史以来第一个集体生活的、除了采集和狩猎之外的新的联合生活方式，不仅是公司化的起源，也是对"钱"的需求的来源。

除了钱，公司化是吕底亚文明（Lydian Civilization）的一个发现。吕底亚文明不仅发明了钱，还发明了硬币作为新的货币规范，因为苏美尔人、埃及人和中国人在历史上都使用不同的工具作为货币。作为一种新的货币形式，吕底亚的硬币在"商店"的创建中发挥了惊人的作用。"商店"是"公司"最早的制度性实验，在今天这样一个数字化的时代，我们仍然在使用这种形式：公司是一个为了利润最大化而买卖匿名商品和服务的股份公司。自《大宪章》以来，通过企业创造福利的产权逐渐制度化，尤其是近 300 年来，所有的福利团体都是企业创立、设计、发展和运营的主人。

我们的论点现在变得越来越清晰：我们对中国奇迹般的宏观经济表现的理解，来自于一个主要的成功战略，即大规模的公司化举措。就公司的创建而言，全世界都从未经历在如此短的时间内实现如此巨大成功的故事。关于中国是如何实现其他任何国家都没有达到的转型，我们看到的答案是，中国在企业创立、企业设计、企业发展和企业运营方面的做法。这种大规模的、充满活力的、务实的公司化方式，赋予了中国其他新兴国家所不具备的能力，即中国企业从根本上是盈利的。

公司，甚至是国有企业，在拥有巨大规模时都能获得极高的利润。利润正以巨额红利的形式支持资本市场的深化。此外，中国公共财政所具有的用来管理或解决风险的巨大财政空间，是其他任何新兴国家无法比拟的。对人民币的支持，无疑赋予了中国企业以前所未有的规模维持其盈利活动、并与个人投资者分享股息的能力，它们为巨额结构性财政盈余纳税。

我们最后的结论是什么？我们认为，当前贸易摩擦的根源与国际贸易无关。同样，广泛流传的货币战争也与货币无关。如果你真的想知道为什么在这 10 年里会发生一场新的经济竞赛，那就把它视为公司化的可竞争创新能力的产物。这是一场寻找企业创新能力和技能的战争，是一场以研究为基础的创新的公司化战争，目的是提高企业利润以获得更高的收益，并为财政支持提供更多的税收贡献。这是一场可竞争的企业能力之战，但几乎与贸易、投资或货币无关。

当被热议的"贸易摩擦"被"可竞争化"的术语取而代之时，竞争就开始了。这种竞争是公认的最好的市场结构形式。在庆祝中华人民共和国诞辰 70 周年之际，我们想说，感谢中国使世界经济更具竞争力，我们一定都会记住这一点。

第五章

外国人看中国
发展活力之源

中国改革开放 40 年释放的信息

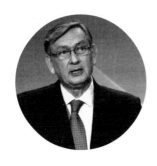

[斯洛文尼亚]

达尼洛·图尔克

Danilo Türk

世界领袖联盟—马德里俱乐部现任主席

斯洛文尼亚前总统

中国人民大学重阳金融研究院外籍高级研究员

　　过去 40 年里，全世界目睹了一个历史性变化，即中国在其改革开放历程中不仅成功使 7.4 亿人口脱贫，还对整个世界经济的发展产生非常积极的影响。

　　回顾我的个人经历，在 2001 年担任联合国政治事务助理秘书长期间，我曾参加一场由时任中国全国人大常委会委员长李鹏和时任联合国秘书长安南共同出席的会议。李鹏委员长在会上说，中国不仅会实现联合国重申的千年发展目标，还会对此目标的实现做出令世人瞩目的贡献。中国确实做到了这一点，无论国内发展还是对国际社会都履行了承诺，这都极大提升了中国自身及其政策导向的可信度。改革开放 40 年传达出的第一条信息，就是中国已证明自身及其发展政策的极高公信力。

　　并非所有人都对中国未来在全球扮演的角色持正面态度。有些人惧怕中国和西方之间的竞争，还有人甚至认为根据所谓的"修昔底德陷阱"原理，中国终究无法逃脱历史的轨迹而将与西方发生战争。当然，也有乐观的观点认为冲突是可以避免的，机会是可以抓住的。要理解这种乐观态度，我们必须要首先了解我们所处世界的本质和它正在经历着的变化。其次，我们在处理大大小小的国际问题上都应朝着互惠互利和双赢的方向努力。

现在我们已经处在一个多极化的世界，这个时代对传统上"权力平衡"的政治考虑将更深远。多极化时代意味着一个更加相互依存的世界，但同时，对于"现代化""国内秩序"以及"国家合法性"等概念也存在着明显的多元理解。为了建立一个与21世纪相匹配的世界新秩序，对这些概念的不同定义必须要有清晰的认知。

在这个多极化世界中，中国将成为一个主要参与者，而且有可能是最关键的参与者。中国的国际力量会随发展中国家日益重要的发展前景而增强，这始于半个世纪前这些发展中国家开始的非去殖民化进程。现阶段中国的影响力较之过去几年已有明显增强，这点值得关注。

世界非殖民化进程始于二战结束之后，也是中华人民共和国成立之前不久。20世纪70年代中期，即中国改革开放前夕，这些发展中国家已逐渐形成一个属于它们自己的世界经济新秩序。这个过程导致国际舞台上出现了一些强有力的新参与者，产生了面向未来的巨大需求和机遇。因此，中国改革开放传达的第二条信息，就是中国的进步和全球发展中国家的进步是历史性的融合。

第三条信息是过去40年中两极化全球格局瓦解，新的国际体系包含多个相互重叠的框架，竞争是这个体系的固有因素。在任何具有全球意义的问题上，总会有几个强大的国家参与其中。这就是对多极化世界的概念性理解，其中掺杂着新旧利益攸关方之间的各种交杂互动。虽然中美之间的互动越来越重要，但不太可能导致两极化，更不用说冷战时期那样的模式了。

把中美关系看成是双边性的零和博弈是错误的。除了双方的利益与损失是并存的，在这个多极化时代里，每个大事件发生时，也总会有超过两个国家参与其中。"两极化"这一概念已不符合我们当前时代的需要，更不用说据此来制定明智的政策了。中国和美国都必须考虑当今国际舞台上的其他参与者，比如俄罗斯、欧盟、印度、日本、其他众多发展中国家，以及金砖国家和七国集团等。

过去 40 年已经改变中国和世界。对中国自身而言，改革开放 40 年，中国政策公信力逐渐达到历史最高水平。对世界而言，这 40 年也改变了那些摆脱殖民统治的国家，使之成为未来发展的重要动因，并消除了阻碍全球进步的两极化。这三个信息结合在一起，为中国未来在全球发挥关键角色提供了一个重大的机遇。

改革开放 40 年，中国成就举世瞩目

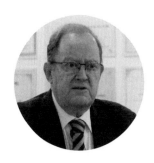

［英国］

罗思义

John Ross

———

英国伦敦经济与商业政策署前署长

中国人民大学重阳金融研究院高级研究员

改革开放 40 年来，中国取得了如下成就：

首先，实现了人类史上主要国家中最快的经济增速。

其次，在经济持续快速增长阶段，大幅度提高生活水平所惠及的人口，远超人类史上其他任何国家同期人口。

GDP 增长不是制定经济政策的目的，而只是实现其他目标的一种不可或缺的手段。中国制定经济政策的根本目的是提高中国老百姓的生活条件，实现中华民族的全面复兴。因此，了解哪个是目标，哪个是手段，极其重要。如果把 GDP 增长设为主要目标而非实现其他目标的手段，一味追求 GDP 增长，那么将因污染、危险的工作场所损害环境，无法提高老百姓生活水平，等等。

了解目的和手段之间的正确关系固然极为重要，但不能不分主次轻重。人类发展水平的最佳指标——预期寿命与人均 GDP 增长之间存在极强的相关性证明，虽然经济增长不是人类发展经济的终极目标，但它是实现人类福祉必不可少的手段——国际比较表明，人均 GDP 差异对国家间预期寿命差异高低的影响率超过 70%。

同样的原则也适用于人类生活水平的直接物质基础——消费。经济发展的目标是促进消费增长的可持续性。可持续性包括保护而非损害环境，这令消费快速增长持续很长一段时间成为可能。但这方面的目标应是消费增长，而非 GDP 增长。消费增长与 GDP 增长之间存在极强的相关性，GDP 增长是实现消费增长不可或缺的手段。正如下文所示，GDP 增长对中长期消费增长的贡献率超过 80%。

国际媒体和部分中国媒体对消费存在误读

改革开放以来，部分媒体对消费增长问题存在误读。他们时不时地宣称，"中国消费增长疲软"。但这是因为他们混淆了"消费占 GDP 比重"与"消费增长率"这两种不同的概念。正如下文所示，改革开放以来中国消费增速超过世界任何国家。"中国消费增长疲软"这一错误观念存在的原因，将在本文结尾进行论述。下文将首先运用实事求是的方法，对改革开放以来中国与其他国家的消费增速进行国际比较。

中国与发展中经济体居民消费增速比较

遗憾的是，现在可查到的居民消费增长数据不如 GDP 数据多。世界银行提供的居民消费国际可比数据普遍是从 1960 年开始，且不包括中国台湾数据。但幸运的是，数据的局限性对于形势的分析并未产生重大影响。主要原因有两个：

1. 中国居民消费增速领先其他国家和地区太多，导致将其他数据包括在内也不会改变形势。

2. 发展中经济体经济增长最快的时期是在二战后，以及从 20 世纪 60 年代起。以增速仅次于中国的亚洲四小龙为例，1950—1960 年中国台湾 GDP 年均仅增长 8.0%，1960—1970 年为 9.6%，1980—1990 年为 9.8%；1950—1960 年新加坡 GDP 年均仅增长 5.3%，1960—1970 年为 9.2%，1970—1980 年为 9.0%；1950—1960 年中国香港 GDP 年均仅增长 6.9%，1960—1970 年为 8.9%，1970—1980 年为 9.0%；1950—1960 年韩国 GDP 年均仅增长 5.0%，1960—1970 年为 8.7%，1970—1980 年为 8.4%。

下文将首先对中国与经济快速增长之初的其他发展中经济体居民消费增长进行比较，然后再对中国与发达经济体居民消费增长作比较。

鉴于此，图 1 为大家呈现了从 1960 年到 2016 年间，10 大发展中经济体在这个时间段内连续 38 年居民消费增长最快时期增长率比较。有必要指出的是，主要经济体是指人口超过 500 万的经济体。可以看出，1978—2016 年中国居民消费增长 1816%，年均增长 7.9%，增速超过任何发展中国家；第二高的是中国香港，1961—1999 年其居民消费增长 1606%。但 2017 年中国香

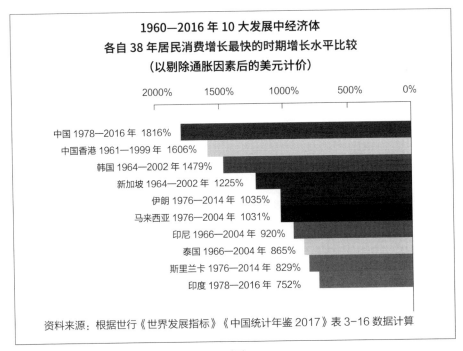

图 1

港人口仅有 740 万人，只刚好满足主要经济体的人口标准。就居民消费增长而言，继中国后第一个真正意义上的大经济体是韩国，2017 年韩国人口为 5140 万人，1964—2002 年韩国居民消费增长 1479%。与中国最具可比性的真正的大经济体则是印度尼西亚和印度，1966—2000 年印尼居民消费增长 920%，年均增长 6.0%；1978—2016 年印度居民消费增长 752%，年均增长 5.5%。

显而易见，中国居民消费增速远超其他主要发展中经济体。

中国与发达经济体居民消费增速比较

本节谈中国与发达经济体居民消费增速比较。并非所有发达经济体二战前很长一段时间的数据都可查到。但仍然可以看出，发达经济体居民消费增速都不如中国。这显然有两个原因：

1. 大型发达经济体中居民消费增速最快的是二战后的日本，但日本长期数据显示，其居民消费增速没有中国快。

2. 发达经济体居民消费增长最快时期是在二战期间或二战后，而非二战前，而且主要经济体这一时期的数据都可查到。

图 2 呈现的是中国与美国、日本与英国三个发达经济体各自 38 年居民消费增长最快时期增长率比较，包括二战前后数据。可以看出，日本居民消费增速远超美国或英国。1946—1984 年日本居民消费增长 1554%。有必要指出的是，由于战败后经济遭受毁灭性的破坏，1946 年日本经济起点很低，当年日本居民消费能力受到严重抑制。也就是说，由于统计效应，1946—1984 年日本居民消费增长 1554% 这一数据有所失真。但即使将战败后经济遭受毁灭性的破坏令消费受到严重抑制这一例外情况排除在外，日本居民消费增速仍远超其他任何发达经济体。比如，1950—1988 年和平时期，日本居民消费仍增长 1236%。1978—

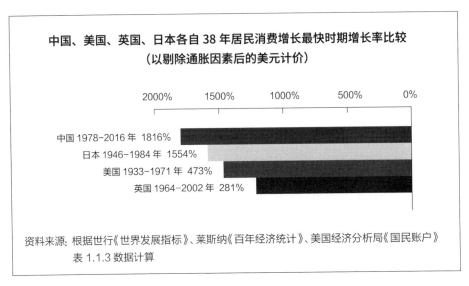

图 2

2016 年中国居民消费增长 1816%，甚至远超 1946 年起点很低数据有所失真的日本消费增速。这一事实显示，中国居民消费增速远超其他任何发达经济体。再者，1933—1971 年美国居民消费增长 473%，1969—2007 年英国为 281%，显然远落后于中国。即是说，中国居民消费增速是美国的近 4 倍，英国的 6 倍多。

概括地说，改革开放以来中国居民消费增速快于任何发展中或发达经济体，创造人类史上主要经济体中最快的居民消费增速。

中国与发展中经济体总消费增长比较

上文对居民消费进行了分析，本节谈谈总消费。虽然居民消

费占消费的最大一部分，也是 GDP 的重要组成部分，但消费还
包括政府消费——通常集中在医疗、教育、治安、环保、消防、
救灾等领域。遗憾的是，大多数国家的总消费（居民消费 + 政府
消费）长期数据并不完整。世界银行提供的总消费国际可比数据
仅从 1990 年起。鉴于此，只能对 1990 年以来中国与其他国家
总消费进行比较。但正如居民消费比较一样，中国总消费增速远
高于其他任何国家。

为让大家对此有更深的了解，图 3 为大家呈现 1990—2016
年发展中经济体总消费增长比较。可以看出，1990—2016 年中

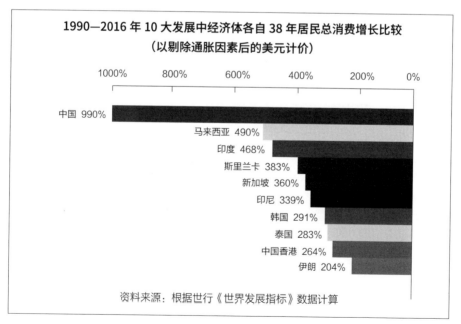

图 3

国总消费增长990%，远超其他任何主要经济体。总消费增长490%的马来西亚则居第二位。即是说，这一阶段中国总消费增速是其他任何主要经济体的2倍多。

为体现完整性，特在比较中加入非洲、拉丁美洲和加勒比地区发展中经济体。应指出的是，1990年后非洲、拉丁美洲和加勒比地区许多经济体总消费增长特别强劲，表现远优于亚洲一些发展中经济体。正如图4所示，1999—2016年中国总消费增长990%，无疑仍为世界最快增速。总消费分别增长498%和468%

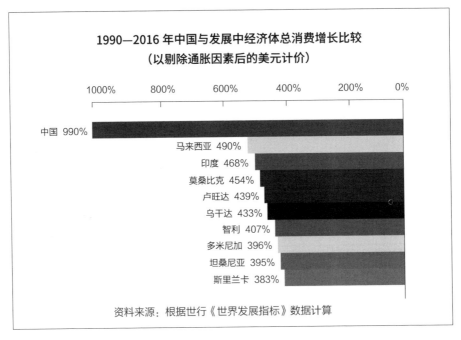

图4

的马来西亚和印度则仍居第二位和第三位。但莫桑比克、卢旺达、乌干达、智利和多米尼加也跻身总消费增长最快前十的国家。

因此，就总消费增长变化而言，世界前十国家构成情况，不会改变 1990—2016 年中国总消费增速是其他任何国家 2 倍多的这一形势。

中国与发达经济体总消费增长比较

本节谈中国与发达经济体总消费增长比较。正如图 5 所示，1990—2016 年中国总消费增长 990%，美国为 188%——中国总

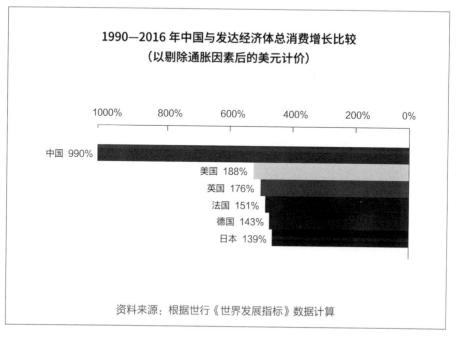

图 5

消费增速是美国的 5 倍多，进一步超过英国、法国、德国和日本。换言之，中国总消费增速远超主要发达经济体。

总的来说，中国总消费与居民消费增速快于任何主要国家。

正如上述国际与历史比较数据所示，结果显而易见。由于改革开放以来中国消费增速远快于其他国家，这一阶段中国也创造了世界历史上最快的生活水平增速。那么问题来了，为何会有人提出"中国消费增长疲软"的错误说法呢？

这是因为那些散布错误说法的人混淆了两种不同的概念：首先是"消费增长率"与"总消费水平"之间的区别；其次是"消费占 GDP 比重"。

证明两者不一样是很容易的。中国在消费领域的目标，应是消费而非消费占 GDP 比重的可持续快速增长。国际数据显示，2016 年消费占 GDP 比重最高的国家 / 地区按先后顺序依次为阿富汗、也门、加沙和约旦河西岸、莱索托、塞拉利昂、布隆迪、科摩罗、摩尔多瓦、斐济、中非共和国、吉尔吉斯斯坦和津巴布韦。但这些国家 / 地区生活水平并不高，而是世界上最贫穷的国家 / 地区。就 222 个国家的 GDP 水平而言，阿富汗排名第 203 位，也门排名第 195 位，加沙和约旦河西岸排名第 188 位，莱索托排名第 186 位,塞拉利昂排名第 214 位,布隆迪排名第 221 位,科摩罗排名第 211 位,摩尔多瓦排名第 161 位,斐济排名第 130 位,中非共和国排名第 222 位,吉尔吉斯斯坦排名第 181 位,津巴布韦排名第 200 位。中国的目标当然不是效仿这些国家。简言之,消费占 GDP 比重高并非一个值得追求的目标!值得追求的目标应是消费的可持续快速增长。

尽管如此,我们也不能像泼洗澡水却把婴儿连同丢掉那样,不分主次轻重。如图 6 所示,GDP 增长与总消费增长之间的相关

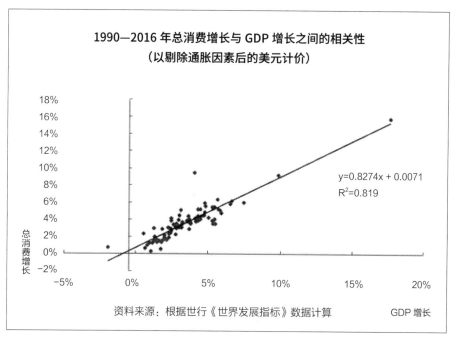

图 6

性非常高，为 0.82。两者之间如此高的相关性意味着，就中长期而言，如果 GDP 不能高速增长，是不可能实现消费的高增长的。换句话说，虽然 GDP 增长不是经济发展的终极目的，却是实现高标准生活水平以及快速提高生活水平的不可或缺的手段。

结论

对消费的国际与历史比较清楚地证明了如下两点：

1. 改革开放以来，中国取得了人类史上主要国家中最快的消费增速和生活水平增速。

2. 宣称"中国消费增长疲软"的说法是混淆了"消费占 GDP 比重"和"消费增长率"两种不同的概念，后者对生活水平而言更重要。

中国对外开放红利将辐射全球

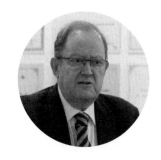

［英国］

罗思义

John Ross

英国伦敦经济与商业政策署前署长

中国人民大学重阳金融研究院高级研究员

未来五年，世界将见证历史上世界经济结构最伟大的变革。国际货币基金组织预测，截至 2020 年，中国将实现全面建成小康社会的国内目标；截至 2021—2022 年，中国将进入由世界银行定义的高收入经济体。

为了更好地理解这一预测对我们的启示，需要注意的是，按照世界银行的标准，仅有 16% 的世界人口目前居住在高收入经济体中，而中国几乎占据了世界人口的 19%。这一变化对其他国家和企业的影响，将被中国自主对外开放的战略放大。中国的这一战略已经在习近平主席的多次讲话中有所陈述，并正在中国主要的实践倡议——如中国国际进口博览会中有所体现。

中国的对外开放战略，意味着中国本土的经济转型结果将会辐射至所有国家。需要特别关注的是，在一个高收入经济体中的消费和产出模式，大大不同于在低收入经济体中的情况。这一转变对中国国内来说，表现在经济向高质量增长的转型。

国际货币基金组织最新预测称，在未来 6 年的时间里，中国的经济增长将大大超过世界任何的经济中心。更准确地说，国际货币基金组织对 2017 至 2023 年的预测表现在以下两个方面。

首先，中国的经济容量将增长 9.6 万亿美元；其次，与之相对的是，欧盟在同一时间内将增长 7 万亿美元，美国将增长 5.1 万亿美元，印度将增长 2.1 万亿美元，日本将增长 1.1 万亿美元。也就是说，中国的经济增长量将超过其他任何一个经济中心的 40%。

而中国向高质量增长的转变，对中国发展和世界市场结构的具体影响是，国际货币基金组织预测，中国的人均 GDP 将于 2017 至 2023 年增长将近 40%，用现在的美元价格表示，则将增长 76%。根据当前世界银行的标准，中国将于 2021 年步入高收入经济体的门类中。

跟随上述改变发生的，是消费结构的转变，这一转变可以从国际经验中获悉。对于一个国家来说，当用于购买食物的支出占家庭收入总比重下降的同时，用于购买高质量食物，如肉类、奶制品、水果等的支出占比将上升。此外，人们对高质量耐用品的消费，如汽车、智能手机、电子设备等，将急剧上升。另一个收入比重会明显增加的领域是服务业，人们用于娱乐、餐饮、旅游、健康等方面的投资在不断增加。人们对环境保护和改善的需求也将显著攀升。

与消费结构发生剧烈变化同时发生的，还有中国产业结构的改变。中国劳动力密集型经济部门的比例将会下降，而技术密集型经济部门将显著提升，后者包括诸如互联网零售、互联网与生产的融入、人工智能的角色、机器人使用等新形式。

结合生产和消费领域同步发生的变化，可以看出中国向高质量增长转变的特征。从中国加大对高质量食物产品的进口这一事实，可以看出中国生产和消费结构向高质量发展对外国及外国公司产生的影响。用一项最近的数据表示这一趋势，在 2018 年头两个月中，中国对新鲜水果的进口方面，同比增长 58%。这一增长特别集中在对高质量水果的进口，如樱桃、橙子、蓝莓和香蕉。装载着美国大樱桃前往中国的货船自 2012 年起增长了将近 2 倍，现已高达 300 万箱。10 年前，中国仅进口 100 万箱智利樱桃，但现在已经高达 3000 万箱。基于如此庞大的进口增长率，美国农民对最近中国国务院副总理刘鹤访美期间签订的中美关于贸易协商的联合声明，表现出浓厚的兴趣。这一声明指出，双方同意美方向中方出口更多有意义的农业产品。

如果说迅速壮大的对高质量食物市场有需求的国家的数量，受到了地理和气候因素的限制，一个更有意义的例子则是世界上最大的和地理分散更广的部门，即旅游业。一个普遍性的趋势是，当国家达到了更高的收入水平，人民将自愿把收入的更大一部分花费在关键的服务部门，如娱乐业和旅游业中。旅游业因此成为衡量高质量生活标准的一个重要指标。

中国在国内和国际两个领域均鼓励这一趋势发生。中国向高质量增长转型的国际影响，使众多国家对中国旅游输出产生浓厚兴趣。用经济术语表述，对于中国来说，中国游客构成的国际旅游属于进口的范畴，对接收中国游客的国家来说，则属于出口的范畴。在过去的 10 年间，中国改变了国际旅游行业的面貌。10 年前，中国仅占据国际旅游业总体份额的 3%；而到 2016 年，这一数字增长至 20%。10 年前，中国游客的全部国际旅游支出少于 400 亿美元，略低于美国游客支出的一半；而到 2016 年以前，中国的国际旅游支出为 2600 亿美元，比美国的 2 倍还多。

超越这些具体案例，为了更全面地掌握中国对外开放和向高质量增长转型的影响，有必要弄清楚为什么中国对世界市场中的重要产品和服务的影响，远比以当前价格计算的 GDP 数据所暗示的更大。这一原因在于，对当前汇率的测量很严重地扭曲了在发展中国家实际销售的商品和服务的数量。引起这一结果的原因是，在发展中经济体中，大多数经济部门享有比发达经济体更低的工资支出，这一状况不仅在生产部门很广泛，还包括分配和零售部门，这就意味着依靠低成本的商品和服务一旦在这些国家卖出，它们可以以低价格获得比在发达经济体中更巨大的利润。

众所周知，分析这一过程的经济分支叫作购买力平价研究。这一研究聚焦经济中商品和货物的实际数量（译者注：本文指经济体量中商品和服务的总价值）。通过这一测量，虽然2017年中国的GDP以当前汇率计算，比美国低38%，国际货币基金组织估算，中国市场的商品和货物实际数量同年比美国高19%。国际货币基金组织还预测，到2023年，中国经济的商品和货物数量将比美国高50%。

这有助于解释为什么许多关键产品的销量在中国要远远大于在其他国家。举一个例子，2017年，中国拥有7.17亿智能手机用户，而在印度是3亿，在美国则为2.26亿。类似的趋势还发生在汽车领域。截至2016年，中国的汽车产量为2810万辆，大于美国（1220万辆）、日本（920万辆）和德国（610万辆）产量的总和。2017年，中国的小轿车和商业用车的销售量达到2890万辆。除了在中国生产的外国公司，最近，中国宣布减少外国车辆的进口关税，征税额从25%降至15%，而对汽车零部件的关税将降至6%的更低水平。

　　牛津经济研究院在它的"理解中美贸易关系"研究中指出，从 2001 年起，那些与中国保持最大程度开放的国家（表现在进出口占 GDP 的比例）取得了最高的增长幅度。将其他经济体与美国相比较，这项研究指出，前者包括邻近中国的国家，如新加坡和韩国，或者中国的主要出口国，如澳大利亚、新西兰和加拿大，它们是增长最迅速的国家。德国也是其中的一个，因为中国已经是它的最大贸易伙伴，并于 2000 年超越美国的人均 GDP 增长率。

　　从上述趋势中可以得到以下清晰的结论：第一，中国向高质量增长转型的国际影响将辐射至几乎所有国家。第二，过去，世界习惯于中国作为世界的商品主导市场；现在，中国将成为世界高质量消费和生产产品和服务的主导市场。第三，中国在高质量生产和消费领域的发展，以及它所创造的巨大的贸易和投资机遇，意味着中国提升人民生活水平的目标与其他国家的利益不谋而合。这是一个双赢的结果，不仅仅是字面上的，更是经济层面上的。

进博会，打开世界对未来的想象

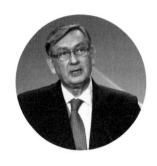

[斯洛文尼亚]

达尼洛·图尔克

Danilo Türk

世界领袖联盟—马德里俱乐部现任主席

斯洛文尼亚前总统

中国人民大学重阳金融研究院外籍高级研究员员

近日，首届中国国际进口博览会在上海闭幕。这一开创性举动，预示着在未来几十年内，中国将成为全球最具潜力的商品和服务进口市场。这为扩大国际经济合作提供了新思路，拓宽了新视野。

进博会是中国为世界提供的一个愿景。这一愿景并不抽象。包括进博会上达成的合作项目在内，很多非常具体的商业决策都有体现。扩大与中国经济合作的决策，显然符合当前的经济形势。比如，今年中国的海信集团成功并购斯洛文尼亚的国际知名家电制造商戈兰尼亚。中国的家电市场巨大，而且正在持续扩大。随着人们生活水平的不断提高，预计未来几十年内，中国将成为全球最重要的家电市场。戈兰尼亚作为在全球市场中打拼多年的品牌，非常清楚这一发展趋势。戈兰尼亚在科技水平、设计能力、专业技能和商业实践等方面的积累与海信的需要十分匹配。对于戈兰尼亚来说，与中国合作，扩大市场并寻找双赢模式是最好的出路。斯洛文尼亚民众很快理解了并购的双赢逻辑，这种理解有助于短期的商品交易，也关系到合作共赢的长期愿景。

这样的故事成千上万，这与进博会所传递出的信息相似：中国正从以出口和制造业为主的经济体，迅速转型为一个更重视内需和服务业的现代化经济体。在中国经济快速增长的背景下，中国转变为全球潜在的最大进口市场。这一变化将给全球带来巨大影响。这正是中国主动举办进博会的重要原因。

进博会帮助我们形成了对未来世界的想象。习近平主席在进博会开幕式上的主旨演讲，为中国与世界经济未来的交往描绘了鼓舞人心的前景。包括斯洛文尼亚在内的各国商界、政界人士，无疑会把中国的对外开放铭记在心。通过加强合作和互联互通，有助于进一步改善世界经济和社会福祉，实现包括联合国 2030 年可持续发展议程在内的宏伟目标。

中国政府显然已经认识到，外国投资者的利益和中国国内需求可以通过国际合作来满足。通过科技合作、保护知识产权、促进创新，中国努力打造世界级的商业环境。所有这些措施都有助于促进合作伙伴相互了解、共同努力。增设中国上海自由贸易试验区新片区的举措，将为创新发展和国际经济技术合作提供更多机会。

进博会所展现的未来愿景，需要有充分的全球商业环境，以及以世贸组织为代表的多边机构相配合。美好的未来并不是奢望，进博会向我们展示了进一步推进经济全球化向前发展的可能性。

携手"一带一路",
中非关系开辟新篇章

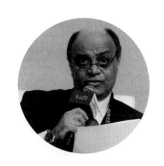

[埃及]

西夏姆·宰迈提

Hisham El-Zimaity

——

埃及外交委员会秘书长、前外交部部长助理
中国人民大学重阳金融研究院外籍高级研究员

2018 年中非合作论坛北京峰会于 9 月 3 日开幕。来自中国与非洲多国的领导人在世界日益多极化、经济全球化、文化多样性不断增强以及社会日益数字化的大背景下展开会晤。

中非双方的一致态度，是反对以强欺弱的零和博弈游戏，坚信合作共赢是发展的必经之路。过去 10 多年中，非洲国家经济平均增长率已超过了 3% 的全球 GDP 平均水平，预计 2018 年及以后，非洲区域经济增长将保持在 5% 以上的稳定水平。非洲的劳动人口规模在未来 25 年内预计将翻一番，达到 10 亿。因此，只要促进包容性发展、消除贫困和共享繁荣，"一带一路"倡议就能在全球发展议程中占有一席之地。这是实现联合国 2030 年可持续发展议程在地方、区域乃至全球的具体实例。

塞内加尔加入"一带一路"倡议是卓越而又非凡的一步，它的加入使这一全球性倡议能够深入大西洋的非洲彼岸，推动非洲大陆的整合与发展。我国，也就是埃及，完全肯定"一带一路"倡议，它的成功很大程度上取决于"一带一路"沿线国家的稳定、安全和消除贫困。

为保障非洲各国的和平与发展，中非双方必须继续共同努力维护地区稳定，打击一切形式的恐怖主义，消除一切从非洲大陆非法运输人口、毒品、镇静剂和武器的行为。在这方面，非洲赞赏中国持续支持非盟、非洲经济共同体和其他处理非洲和平与安全问题的非洲次区域机构，赞赏中方多年来提供的军事援助，支持非洲和平与安全架构，包括危机应对快速反应部队建设等。

当前，经济全球化面临更多不确定因素，新的增长动力尚未显现。中非应携手继续推进智慧制造、"互联网+"、数字经济、共享经济等创新驱动发展。中非双方应不遗余力地重新平衡经济全球化，使非洲进入"效率驱动"阶段，即竞争力更多依赖高等教育、更发达的劳动力和金融市场以及新技术的采用。治理质量、法治、协调商业环境和政策一致性，对于私营部门成为区域一体化的驱动力也至关重要。

非洲一体化的性质和速度取决于更广泛的经济机遇和挑战。区域一体化有四大经济驱动力：第一，经济增长的性质和宏观经济的稳定；第二，持续的人口增长和迅速的城市化；第三，加快结构改革步伐将促进竞争力的提高，促进各国间的集聚和专业化；第四，技术进步和成本下降，比如可再生能源成本的下降以及互联网连接的改善等，都可能改变远程教育并帮助解决教育领域的长期挑战。

非盟在 2013 年提出《2063 年议程》，这是非洲战略家们制定的一个雄心勃勃的 50 年发展愿景，旨在实现地区一体化、和平繁荣的新非洲，推动人力、货物、资本、服务和基础设施的互联互通和自由流动。该议程主要集中在为非洲青年创造就业机会，实现包容性的绿色增长和可持续发展、政治和经济一体化、善政、和平与安全以及建立全球伙伴关系。这一增长需要通过在各支柱产业增加外国直接投资、基础设施公共投资，以及更高效的农业生产来支持。在这方面，中国无疑是主要合作伙伴。

作为《2063 年议程》重头项目之一，非洲不久前启动了非洲大陆自由贸易区，与自贸区共同推进的还有非洲航空运输统一市场、人员自由流动安排。在其他某些国家建立新的边界或贸易壁垒之际，非洲正在拆除这些壁垒，使非洲成为世贸组织成立以来最大的自贸区，也成为"一带一路"的重要合作伙伴。

非洲大陆自贸区提供了一个人口超过 10 亿、GDP 超过 3 万亿美元的大市场。这个自贸区的价值，只有通过在基础设施、能源部门和技能开发等方面的大规模投资才能充分体现。从这个角度讲，非洲赞赏中国将联合国可持续发展目标的执行作为优先事项之一，并把支持非洲和最不发达国家的工业化倡议，充分反映在两年前 G20 杭州峰会的实质性成果中，这具有里程碑式的意义。

这对"一带一路"的推进也有重大意义，因其明确指出了支持非洲发展的一些重要部门和事项，其中包括推动非洲相关国家农业工业；拓宽生产基地；投资清洁能源；发展基础设施；充分利用非洲各国内部和国际资金杠杆；促进科技创新，激发非洲潜力，在未来 15 年内达到可持续发展目标；确保健康人生和融合教育；实现男女平等和女性赋权，等等。这些对消除非洲贫困和饥饿的总目标都至关重要。

数以亿计的非洲公民正密切关注着 2018 中非合作论坛与中非全面战略合作伙伴关系，并期待着在"一带一路"建设中合作共赢。

附录：

中国人民大学重阳金融研究院图书出版系列

一、智库新锐作品系列

▶ 王文、贾晋京、刘玉书、王鹏著：《百年变局》，北京师范大学出版社，2020年5月。

▶ 王文、刘玉书著：《数字中国：区块链、智能革命与国家治理的未来》，中信出版集团，2020年3月。

二、智库作品系列

▶ 吴晓求等著，王文主持：《探讨中国发展之路——吴晓求对话九位国际顶级专家》，中国经济出版社，2020年6月。

▶ 庄毓敏主编，王文执行主编：《成就、思考、展望——名家解读新中国70年辉煌成就》，中国经济出版社，2020年6月。

▶ 王文、周洛华等著：《货币主权：金融强国之基石》，中国金融出版社，2020年5月。

▶ 王文、[俄] 谢尔盖·格拉济耶夫主编：《开启亚欧新时代：中俄智库联合研究两国共同复兴的新增量》，人民出版社，2019年11月。

▶ 王文、贾晋京、卞永祖等著:《大金融时代——走向金融强国之路》,人民出版社,2019年10月。

▶ 吴晓求主编:《中国改革开放40年与中国金融学科发展》,中国经济出版社,2019年9月。

▶ [俄] 谢尔盖·格拉济耶夫著:《最后一场世界大战:美国挑起与输掉的战争》,世界知识出版社,2019年8月。

▶ 中国人民大学重阳金融研究院主编:《强国与富民》,中国人民大学出版社,2019年8月。

▶ 王文著:《强国长征路:百国调研归来看中华复兴与世界未来》,中共中央党校出版社, 2019年7月。

▶ 刘伟主编:《"一带一路"这五年的故事》(全7册,中、英、法、西、俄、阿文版),外文出版社,2019年4月。

▶ 周洛华著:《货币起源》,上海财经大学出版社,2019年4月。

▶ [英] 罗思义著:《别误读中国经济》,天津人民出版社,2019年2月。

▶ 王文著:《看好中国》(英文版),英国莱斯出版社,2018年11月。

▶ 刘伟主编:《中国改革大趋势》,人民出版社,2018年10月。

▶ 程诚著:《造血金融与"一带一路":中非发展合作新模式》,中国人民大学出版社,2018年8月。

▶ 王利明主编:《新丝路、新格局——全球治理变革的中国智慧》,新世界出版社,2018年6月。

▶ 陈晨晨著:《富豪政治的悖论与悲喜》,世界知识出版社,2018年4月。

▶ 郭业洲主编：《"一带一路"民心相通》，人民出版社，2018年1月。

▶ 王文著：《看好中国：一位智库学者的全球演讲》，人民出版社，2017年10月。

▶ 何亚非著：《风云激荡的世界》，人民出版社，2017年10月。

▶ 刘伟主编：《读懂"一带一路"蓝图》，商务印书馆，2017年8月。

▶ 王文、刘英著：《金砖国家：新全球化发动机》，新世界出版社，2017年7月。

▶ 费伊楠、中国人民大学重阳金融研究院著：《全球治理新格局——G20的中国贡献于未来展望》，新世界出版社，2017年7月。

▶ 刘伟主编：《"一带一路"故事》系列（全7册，中、英、法、俄、阿、韩文版），外文出版社，2017年5月。

▶ 何伟文著：《世界新平庸，中国新思虑》，科学出版社，2017年5月。

▶ 王义桅著：《"一带一路"：中国崛起的天下担当》，人民出版社，2017年4月。

▶ 刘戈著：《在危机中崛起：美国如何实现经济转型》，中信出版集团，2017年4月。

▶ 中国人民大学重阳金融研究院、中国人民大学生态金融研究中心著：《绿色金融与"一带一路"》，中国金融出版社，2017年4月。

▶ 中国人民大学重阳金融研究院著：《破解中国经济十大难题》，人民出版社，2017年3月。

▶ 王文著：《伐谋：中国智库影响世界之道》，人民出版社，2016年12月。

▶ 王文、贾晋京编著：《人民币为什么行》，中信出版集团，2016年11月。

▶ 中国人民大学重阳金融研究院著：《中国—G20》（大型画册），五洲传播出版社，2016年8月。

▶ 中国人民大学重阳金融研究院著：《G20问与答》，五洲传播出版社，2016年8月。

▶ 辛本健编著：《全球治理的中国方案》，机械工业出版社，2016年8月。

▶ 中国人民大学重阳金融研究院著：《"一带一路"国际贸易支点城市研究》（英文版），新世界出版社，2016年8月。

▶ 中国人民大学重阳金融研究院著：《2016：G20与中国》（英文版），新世界出版社，2016年7月。

▶ 王义桅著：《世界是通的——"一带一路"的逻辑》，商务印书馆，2016年6月。

▶ [英]罗思义著：《一盘大棋——中国新命运的解析》，江苏凤凰文艺出版社，2016年4月。

▶ 王文著：《美国的焦虑：一位智库学者调研美国手记》，人民出版社，2016年3月。

▶ 中国人民大学重阳金融研究院著：《2016：G20与中国》，中信出版集团，2016年2月。

▶ 中国人民大学重阳金融研究院主编：《"一带一路"国际贸易新格局："一带一路"智库研究蓝皮书2015—2016》，中信出版集团，2016年1月。

▶ 中国人民大学重阳金融研究院主编：《G20与全球治理：G20智库

蓝皮书 2015—2016》，中信出版集团，2015 年 12 月。

▶ 中国人民大学重阳金融研究院著：《"一带一路"国际贸易支点城市研究》，中信出版集团，2015 年 12 月。

▶ 黑尔佳·策普-拉鲁什、威廉·琼斯主编：《从丝绸之路到欧亚大陆桥》，江苏人民出版社，2015 年 10 月。

▶ 王永昌主笔、主编：《财富新时代——如何激活百姓的钱》，中国经济出版社，2015 年 7 月。

▶ 陈雨露主编：《生态金融的发展与未来》，人民出版社，2015 年 6 月。

▶ 绿色金融工作小组著：《构建中国绿色金融体系》，中国金融出版社，2015 年 4 月。

▶ 王义桅著：《"一带一路"机遇与挑战》，人民出版社，2015 年 4 月。

▶ 庞中英著：《重塑全球治理——关于全球治理的理论与实践》，中国经济出版社，2015 年 3 月。

▶ 徐以升著：《金融制裁——美国新型全球不对称权力》，中国经济出版社，2015 年 1 月。

▶ 陈雨露主编：《大金融与综合增长的世界——G20 智库蓝皮书 2014—2015》，中国经济出版社，2014 年 11 月。

▶ 中国人民大学重阳金融研究院主编：《欧亚时代——丝绸之路经济带研究蓝皮书 2014—2015》，中国经济出版社，2014 年 10 月。

▶ 中国人民大学重阳金融研究院主编：《重新发现中国优势》，中国经济出版社，2014 年 8 月。

▶ 中国人民大学重阳金融研究院主编：《谁来治理新世界——关于

G20 的现状与未来》，社会科学文献出版社，2014 年 1 月。

三、学术作品系列

▶ 刘伟主编，王文执行主编：《"一带一路"大百科》，崇文书局，
2019 年 12 月。

▶ 马中、周月秋、王文主编：《中国绿色金融发展报告 2019》，中
国金融出版社，2019 年 12 月。

▶ 吕冰洋著：《轻与重：中国税收负担全景透视》，中国金融出版社，
2019 年 2 月。

▶ 马中、周月秋、王文主编：《中国绿色金融发展报告 2018》，中
国金融出版社，2018 年 7 月。

▶ 吴晓求主编：《全球视野下的金融学科发展》，中国金融出版社，
2018 年 5 月。

▶ 王文、翟永平主编：《"一带一路"投资绿色标尺》，人民出版社，
2018 年 4 月。

▶ 王文、翟永平主编：《"一带一路"投资绿色成本与收益核算》，
人民出版社，2018 年 4 月。

▶ 马中、周月秋、王文主编：《中国绿色金融发展报告 2017》，中
国金融出版社，2018 年 1 月。

▶ 刘志洋、宋玉颖著：《互联网金融风险与监管研究》，中国金融
出版社，2017 年 9 月。

▶ 郑志刚著：《从万科到阿里——分散股权时代的公司治理》，北京

大学出版社，2017 年 4 月。

▶ 中国人民大学重阳金融研究院著：《金融杠杆与宏观经济：全球经验及对中国的启示》，中国金融出版社，2017 年 4 月。

▶ 马勇著：《DSGE 宏观金融建模及政策模拟分析》,中国金融出版社，2017 年 2 月。

▶ 朱澄著：《金融杠杆水平的适度性研究》，中国金融出版社，2016 年 10 月。

▶ 马勇著：《金融监管与宏观审慎》，中国金融出版社，2016 年 4 月。

▶ 庄毓敏、陆华强、黄隽主编：《中国艺术品金融 2015 年度研究报告》，中国金融出版社，2016 年 3 月。

四、金融下午茶系列

▶ 董希淼著：《有趣的金融》，中信出版集团，2016 年 7 月。

▶ 刘志勤著：《插嘴集》，九州出版社，2016 年 1 月。

▶ 刘志勤著：《多嘴集》，九州出版社，2014 年 7 月。

▶ 中国人民大学重阳金融研究院主编：《金融是杯下午茶》，东方出版社，2014 年 4 月。

图书在版编目 (CIP) 数据

战疫，让世界更了解中国 / 刘元春主编 . — 北京: 外文出版社, 2020.8
ISBN 978-7-119-12475-9

Ⅰ. ①战… Ⅱ. ①刘… Ⅲ. ①日冕形病毒－病毒病－
肺炎－疫情管理－中国 Ⅳ. ① R563.1

中国版本图书馆 CIP 数据核字 (2020) 第 247720 号

出版策划: 王　文
出版指导: 胡开敏
出版统筹: 杨云涛
责任编辑: 杨春燕　　熊冰頔
装帧设计: 北京正视文化艺术有限责任公司
印刷监制: 章云天

战疫，让世界更了解中国

©2020 外文出版社有限责任公司
出 版 人: 徐　步
出版发行: 外文出版社有限责任公司
地　　址: 中国北京西城区百万庄大街 24 号　　邮政编码: 100037
网　　址: http://www.flp.com.cn　　电子邮箱: flp@cipg.org.cn
电　　话: 008610-68320579 (总编室)
　　　　　008610-68996144 (编辑部)
　　　　　008610-68995852 (发行部)
印　　刷: 北京盛华达印刷科技有限公司
开　　本: 710mm × 1000mm　1/16
字　　数: 85 千字　　印　张: 10
装　　别: 平装
版　　次: 2020 年 12 月第 1 版第 1 次印刷
书　　号: ISBN 978-7-119-12475-9
定　　价: 53.00 元